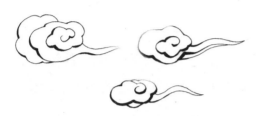

周贻谋 编著

看得懂用得上的养生经典

①

天津出版传媒集团

天津科学技术出版社

内容提要

本书共分九个部分：其一，叙述了清代石成金研习养生的心得体会；其二，强调养生首重道德品行与思想情志修养；其三，论合理饮食；其四，论起居有常；其五，论房事有节；其六，论修养身心的淑身八字；其七，论多方面的生活情趣；其八，论疾病防治与恰当服药；其九，辑录了石成金的养生歌诀十二首。内容全面丰富，非常切合实用，倘能通读此书，肯定可以深受裨益。

图书在版编目（CIP）数据

看得懂用得上的养生经典 / 周贻谋编著. -- 天津：
天津科学技术出版社
ISBN 978-7-5308-9264-0

Ⅰ. ①看… Ⅱ. ①周… Ⅲ. ①养生（中医）－基本知识 Ⅳ. ①R212

中国版本图书馆CIP数据核字(2014)第250671号

责任编辑：梁　旭　马　娜

天津出版传媒集团

天津科学技术出版社出版
出版人：蔡　颢
天津市西康路 35 号　邮编 300051
电话(022)23332365(编辑部)
网址：www.tjkjcbs.com.cn
新华书店经销
雄县鑫鸿源印业有限公司印刷

开本 710×1000　1/16　印张 82.5　　　字数 425 000
2015 年 1 月第 1 版第 1 次印刷
定价：288.00 元

前 言

　　中华养生文化,源远流长,历史悠久,名家众多。典籍浩繁,内容丰富,博大精深。通观纵览,委实是一批弥足珍贵的养生文化遗产。它不但曾为古人的身心健康和却病延年做出过巨大的贡献,而且对今人的摄生颐养仍可提供理论指导,并具实际参考价值,因而备受国人青睐,同时理所当然地赢得了国际赞誉。有的外国专家预言:解决21世纪人类健康长寿的金钥匙在东方,而且指明是在古老的东方。所谓古老的东方,实际上主要是指中华民族古代优秀的养生文化遗产。

　　21世纪是预防医学的世纪,也是人们普遍重视养生保健的世纪,作为久享盛名的传统中华养生文化,必将为整个人类康寿造福而大显身手和大放异彩。

　　多年以来,笔者曾经在《长寿》杂志连续撰文,分别对历代养生家的研究成果及其代表性论著,扼要地做过简略的介绍,引起了广大读者朋友的极大兴趣。事后便有不少读者朋友来信或打电话咨询，甚至直接索要有关资料，特别是有关清代养生家石成金、李渔、尤乘、曹庭栋、袁开昌、李青云等人的摄生经验及其主要论著，瞩目者尤多。很抱歉，当时未能一一满足朋友们的要求。此次终于有机会可以做出回馈性的实际解答了。鉴于清人距今较近，其养生经验体会和见解更易为今人所理解和接受，特拟先从清代养生家的论著和成果开始做一系统介绍，撰编一套通俗易懂而又切合实用的养生经典丛书，共计六本。如有必要和可能，争取日后继续撰编介绍其他朝代养生学家论著和成果的书。现将上述六本养生经典丛书分别简介如下：

第一本，《看得懂用得上的养生经典①》：此书对自幼羸弱多病的清代著名养生学家石成金做了全面评介。特别是他所撰著的《长生秘诀》《长寿谱》《救命针》《养生镜》《延寿丹方》等，至今仍然具有极高的实际参考价值。

第二本，《看得懂用得上的养生经典②》：此书评述了清代文学家兼养生学家李渔有关摄生调养的研究成果。他在《闲情偶寄·颐养部》中发表了许多精辟独到的见解，使人备受启发。

第三本，《看得懂用得上的养生经典③》：此书对清代医家兼养生学家尤乘的《寿世青编》做了选录、解读和点评。这是一部老少咸宜的养生专著，比较切合实用。

第四本，《看得懂用得上的养生经典④》：此书对清代文学家兼养生学家曹庭栋的名著《老老恒言》做了选录、解读和点评。曹氏享年92岁，其书既是他攻读历代养生文献所获心得体会的综述，又是他防病健身和颐养天年的经验总结，很适合于今人实际运用。

第五本，《看得懂用得上的养生经典⑤》：此书对清代医家兼养生学家袁开昌的《养生三要》做了选录、解读和点评。袁氏说，他的书"皆裒辑圣哲良规，名医粹语，一可治未病，一可治已病，一可治医者之病，诚养生三要也"。

第六本，《看得懂用得上的养生经典⑥》：此书对清代养生学家李青云所撰《长生不老秘诀》做了选录、解读和点评。号称活了256岁的李青云，是清代一位精于养生的气功名家。虽然他的年寿很难令人置信，但毕竟是一位享年远超百岁的高寿者。在他的著作中，委实发表了不少卓异超群的真知灼见，诚然在摄生颐养方面令人茅塞顿开，具有极高的参考价值。

这套养生经典丛书的编撰体例是这样的，大体上分为三个部分：一为"名著选录"，二是"帮您解读"，三是"专家点评"，而点评实为全书的重点，除了分析评介原著的主旨、精华或局限性，并表明其取舍态度之外，尤其注重密切联系当今的生活实际，且适当列举有关现实事例，加以画龙点睛的评论。其目的在于更加突出"古为今用"和"学以致用"的特点，务求使读者能够收到"开卷有益"的效果，并且还能有效地帮助解决健身防病过程中所碰到的某些实际问题。

笔者虽然长期从事历代养生文献的研究，心得体会颇多，但囿于水平，书中难免存在某些讹误或欠妥之处，尚祈读者朋友惠于指正。

作者

2014年9月8日（中秋节）于长沙梨子山

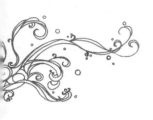

概　述

　　石成金,字天基,号醒庵愚人,世居江苏扬州,清代著名养生学家。其具体生卒年代不详,主要生活于顺治、康熙时代,享年当为七十岁左右。石氏自幼羸弱多病,几次险遭夭折早死。后来悉心研究养生之学,高度重视摄生颐养,又到处拜师求教,注重学以致用,终于驱走病魔,转弱为强,竟然成了一位身心俱健的养生学家。

　　石成金根据自己的亲身实践和不断学习钻研的心得体会,先后撰写过多种医学和养生学著作,其代表著作则是《长生秘诀》。又有《石成金医书六种》,其中包括《举业蓓蕾》《长寿谱》《救命针》《食鉴本草》《食愈方》《延寿丹方》,也是以养生学著作为主的。此外,还有一本《养生镜》,乃浙江余姚人杨瑞葆搜罗石氏著作所编,他于1922年辑录石成金的《传家宝》等书而编成此书。杨瑞葆在该书的序文中说:“扬州石天基先生著《传家宝》一书,凡立身、养生、治家、处世之道，无不备载。其论养生也，心思则归于安静，房事则归于节制，饮食不恣肆，起居则务期谨慎，医药则唯其及时，可谓尽养生之道而无余蕴矣。"

为了全面介绍石成金的养生研究成果，本书将以《长生秘诀》为主，兼顾《长寿谱》《救命针》《养生镜》和《延寿丹方》等书进行选录、解读和点评，以便读者朋友披阅和参考。

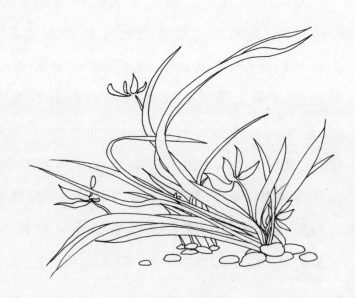

目 录

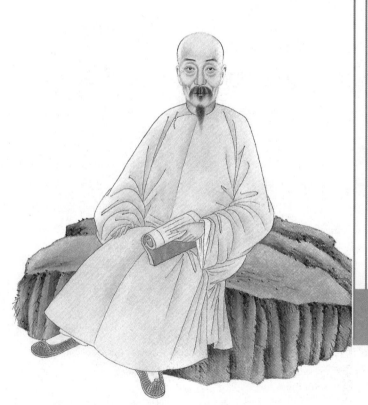

一
为何要注重研习养生

（一）自述从病弱到重视养生的经过

石成金在《长生秘诀》一书的自序里，详细叙述了自己如何从体弱多病转而重视研习养生的经过。

｛名著选录｝

寿虽天定之数，而人之所以能延者，德也，皇天无亲，唯德是辅，是德可回天之语，信非虚矣。善养生者，当以德行为主，而以调养为佐，二者并行不悖，体自健而寿命自可延长。

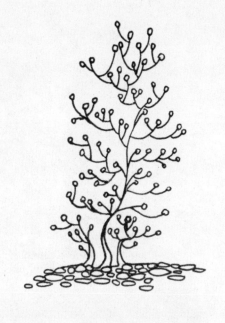

请以予身已验者言之。予甫离母胎，未一周岁即无乳，予母乃哺以糕粥。兹时也，食不知饱，离食则多啼。予母不得已，凡饮食多寡，悉听予意。无何，脾胃大伤，染成疳疾，百药不瘳，尪羸之极，骨瘦如柴，不复人形。扬城幼科医家，敦请殆遍。即如黄尊素、仲胤乾诸公，皆袖手无策，唯令灌参汤听命而已。渐至危笃，仅存一息，奄奄待毙。时予上有二兄，不幸于襁褓偕亡。父又得予最晚，见复如此，忧惶终日，计无所出。乃思曰：唯德可延年。于是乎广行阴德，修桥修路，施袄施茶，又复送府县狱食者一年，天宁寺大众斋供者三遍，花费金钱，不一而足。又凡济人利物诸事，可行者即力行之。其后予病不药渐苏，稍进粥饮，调理略痊。予母每历说抚予之艰，受予之累，较他人何啻百倍。由此观之，若非力行实德，而专求乎药饵，恐予之余生早难保也。

其后于始六岁，予父望予成人，心怀甚急，命拜吕先生开怀训读。先生知予体质极弱，毫不严督。名虽读书，实则听予嬉戏。未几复得一晕厥之病。不时举发，发则四肢冰冷，人事不省，昏迷如死。但略犯饥寒劳动，或醉饱失中，一触即发。发必移日，非灌以参汤不苏。总之，因予先天不足，气血两亏，而至于此。因疗斯疾，苓术备尝，可作神农后身。欲求一效。难犹登天也。

光阴迅速，予年十五，父自吴归，特购王肯堂医书,名曰《证治准绳》,计八十本;又薛立斋所著《医案》四十本;并杂医书十数种。命予习此,谓可以保己,又可以济人,一举而两益,计莫便于此者。予拜训之下,读书二载,见医理浩繁,而身病日增,加以贱性愚顽,倘学之不精而误世,不如不学,反为积德,于是弃去。然由此以往,医理稍知,而调养诸法,触类亦明。凡修养之士,不问远近,执贽求授。经师友所传,不止十余人。兼之遇有寿养诸书,俱留心体习。究竟所授所见者,非涉繁难,即入幻诞,求其确实当效者,十仅一二耳。乃自十八岁时,凭予愚见,自加调养。凡心思色欲,以及饮食起居,莫不有法。行未三月,晕病潜消。方及一载,予向之虚弱者,今则壮实矣;向之不复人形者,今则瘦骨间稍稍肉生矣;精神日以爽健,虽冒饥寒,任劳苦,并无患矣。自十八岁至今二十余载,不但诸重病全无,即伤风、感冒、微疾,亦不沾体。此虽赖予调养之功,而究皆祖父之德荫,及神天之暗佑也。乃愈信德可延年之说,真确不诬矣。

唯予半生沉沦，书因病弱而废弃，体因病弱而疏懒，神思举动，总因病弱而痴拙愚朦，诚为可憾。因思世之或弱或病者不寡，安得夭者尽皆寿，而弱者尽皆强乎？乃将独得之愚，已行实验之法，俚言直说，著书一册，明白坦易。大约书内所载，予之私愚浅见者，十中七八，其余二三，则收的验名言，而细加解晰者也，名曰《长生秘诀》。俾后之年老及病弱之人，尽知调养诸法，非独免呻吟之苦。而寿命延长，定可永保矣。少壮之时，即从予诸法，凡事留心节慎，可永免病患临身。虽日后年至耄耋，尚然耳聪目明，手足便利，享许多健康安乐之福。方知醒庵愚人有功于世者不少。若或专事调养，而不加意于德行，是知流而不知源，恐予所立诸法，未必便能胜天定之数也。(《长生秘诀》自序)

｛帮您解读｝

寿命长短之数虽说由上天来决定，但是人的寿命也可通过加强思想道德修养来使之延长。上天不会亲近谁，只会帮助有德之人，因此道德具有回天之力的说法,诚然并非虚言妄语。善于养生的人,应当以德行为主,而以调养为辅,两者全都加以坚持,身体自然健康,而寿命必定可以延长。

请允许我按照自己的亲身经历和体验来谈谈此一问题。我刚从母腹中生下来,未满一周岁即无奶可吸,我的母亲只好用米粉糕或稀粥之类来喂养。这个时期,不论怎么喂养也不知饱,离开食物即大声啼哭。我的母亲不知如何是好,大凡每次要吃多少,全都听从我的意愿和要求。没过多久,我的脾胃大受损伤,染上了疳积病(小儿所患肠胃病),百药无效,矮小瘦弱极了,全身骨瘦如柴,简直不像人的样子。扬州一带的儿科医生,几乎全都请遍了,即使像黄尊素、仲胤乾等诸位名医,亦皆袖手无策,只让我服些人参汤之类的补养药勉强维持着,一切听天由命而已。我的病势渐渐危急笃重,只有奄奄一息地等待死亡了。当时我上面曾有两个哥哥,不幸都在幼儿时期死亡。父亲得到我这个儿子时年岁已晚,看到现状又是如此,整天忧虑而惶恐不安,不知该怎么办才好。继而经过深思熟虑之后默默地说：唯有修德才可延长生命。于是广泛而又暗地里大做好事施恩德于他人，修桥修路，施给穷人棉袄，免费给路人提供茶水，再给府、县两级牢狱免费赠送食物一年，为天宁寺的僧尼大众免费供应斋饭素食，先后花费的金钱很多，实在无法统计。同时凡属有利于他人或社会的各种好事，只要能办得到的就尽力去做。自那以后，我的病体不待吃药也渐渐地复苏好转，稍稍吃些稀粥，又不断加以调理，进而得以康复。我的母亲每每诉说抚育我的艰难，为我所受的各种劳累，何止超过他人一百倍啊！由此看来，如果不是尽全力实实在在地行善修德，而专门靠药物治疗，恐怕我的生命早就已经不保了。

其后我长到六岁，父亲希望将我培养成有所作为的人，内心很迫切，便叫我拜吕先生为师而请他全力教导。吕先生知道我体质极其羸弱，从不严加管教和督促，名义上让我读书，实际上任听我游玩嬉戏。没过多久我又得了晕厥病，不知什么时候就会发作，每次发作都是手足冰冷，人事不知，昏迷得像死人一般。只要略微遭受饥寒或劳累，或者醉酒饱食过度，这晕厥病便一触即发。一旦发作，就得经历很长时间，若不及时灌服人参汤，便无法苏醒过

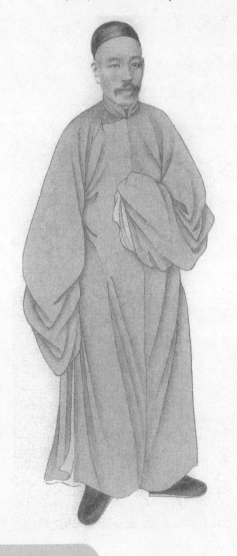

来。总而言之，由于我先天不足，气血两者都很亏虚，因而才会出现此种情况。为了治疗该病，茯苓、白术等各种药物都尝遍了，几乎可充当神农氏的继承人了。要想求得好的疗效，真是比登天还难啊！

时光过得很快，我已经长到十五岁了。父亲从苏州回来，专门为我购买了明代医家王肯堂所撰著的一套医学丛书，名叫《证治准绳》，共计八十本；又有明代医家薛立斋所编撰的《医案》四十本；还有其

他各类杂医书十多种。指使我学习这些医书,说是学了既可以保养自己,又可救治他人,一举两得,再没有别的什么举措比这更好的了。我拜谢父亲的教导,攻读医书两年,看到医理广博纷繁,而我自身的疾病却不断增多,加上本人生性愚顽不灵,倘若学医不精就会贻误世人,倒不如不学,反而可以成为积德之事,于是决定放弃习医。然而从此以后,医理稍有知晓,而调养身体的各种方法,也一一弄明白了。大凡听说某处有精通养生之道的人士,便不管路途远近,乃手持财礼前往拜访求教。历经指点传授的老师或朋友,先后不下十多个人。同时在遇到养生延寿的各种书籍时,也都留心披阅体察学习。然而考究从传授中所获得的养生方法或所见养生书籍的颐养论述,并非十全十美,有的不是过于纷繁难办,就是近乎荒诞不稽,求其准确稳妥可靠而有实效的,仅有十分之一二罢了。于是从十八岁开始便独立进行钻研,凭我个人的见解,自己不断加以探索和调理养护。大凡心思色欲,以及饮食起居等,没有一项不是各有调养方法的。推行不到三个月,晕厥病便不知不觉地消失了。刚好坚持到一年,我向来虚弱的身体,而今变得壮实了;原来瘦得不像人形的样子,而今骨骼之间渐渐长出了肌肉。我的精神一天天地变得清爽健旺,即使遇到饥饿寒冷,乃至承担劳苦之事,也都不会招致疾患了。从十八岁至今二十多年,不但身体各种重病全无,即使像伤风感冒以及各种微小的疾病,也都不再沾染身体了。这虽然是靠自己调理养护得法所获取的功效,但终究离不开祖上与父辈行善修德带来的庇护,以及上天与神灵的暗中保佑。由此更加相信德可延年之说,是很真确而非虚妄的了。

只是我半辈子默默无闻,读书因病弱而中途废弃,身体因病弱而变得疏懒,精神思虑与行动举止,总因病弱而变得痴呆笨拙与愚昧,诚然使人感到遗憾。由此想到世上或虚弱或生病的人不少,哪里可以得到使短命者皆长寿,使病弱者皆强健的方法呢?于是我将独自所得愚见,已经用实践证明乃行之有效的养生方法,用通俗浅显的语言,撰著成一书,阅之明白易晓。大约书中所载内容,我个人的浅陋愚见,占了十分之七八,其他十分之二三,便收录确实有效的养生名言,详细明晰地加以解说,书名就叫《长生秘诀》。要使往后的老年人与体弱多病者,全都懂得养护调理的各种方法,非但可以免除生病的痛苦呻吟,而且保证能够延年益寿。倘若从少壮时期开始,即能听从我的各种养生方法,遇事全都留心谨慎,便可永远免除疾病缠身。哪怕到了七八十岁的老年阶段,仍能耳聪目明,手足方便灵活,可以享受许多健康安乐的清福。这才知道我石成金对世人的帮助不少。假若只讲调理养护,却不注重修炼德行,这就叫只知流而不知源,恐怕我所讲的那些方法,未必能够胜过上天所确定的寿数。

{专家点评}

这是石成金为《长生秘诀》所写的一篇自序,撰于康熙三十六年(1697),当时他年约四十多岁。石氏回顾自幼羸弱多病,几乎夭折早死。后来其父行善修德,大做好事,便从人们的赞誉和感谢声中得到了极大的精神安慰,因而能以平和的心态来养育病儿,使之渐斩得以康复。故石氏坚信"德可延年"之说。到了青少年时期,石氏又患上了晕厥病,百治不愈。其父购进一批医书,令其习医,说如此既可保养自己,又可救治他人,实在是一举两得。石氏学医两年之后,却因体弱多病而中辍。但医书并没有白读,尔后很起作用。从十八岁开始,石氏悉心攻读养生之学,既博览医书和养生文献,又虚心向行家求教,先后拜师十余人。且能取其精华,弃其糟粕,通过自己的亲身实践和不断探索检验,终于悟出一套行之有效的调养方法,竟然能使晕厥病潜消,身体逐渐壮实,精神日益爽健。由于防病抗病能力大为增强,不但重病全无,而且连伤风感冒及其他微小疾病也不再发生。他便推己及人,想到其他许多病弱者正在遭受疾羔痛苦,于是下定决心,将自己养生除病的经验体会总结出来,写成《长生秘诀》一书,以供世人特别是老年人和体弱多病者参考。综观此书,养生道理说得明白易晓，实用性很强，参考价值极高，因而很值得人们特别是广大中老年朋友认真一读。

(二)长寿在于"各人自己修为"

在石成金的《救命针》里，载有《长寿易得》一文，其中心意思表明，一个人能否长寿，就看各人自己是否重视养生保健。

{名著选录}

寿命延长，都在各人自己修为，细看袁了凡《立命篇》，甚是详悉矣。今人动辄以古人禀质强盛，所以每多长寿。殊不知今人之中，得长寿者甚多，因各居一方，何能遍知？他处不必具论，且如吾扬，予之目见者，李应麟一百一十四岁，徐正芳、胡若显，年俱百岁之外。其余八九十岁，是皆泛常颇多，又不足数矣。曾节久钦奉皇恩，颁有养老粟帛之赐。各省有司汇报八九十岁老人，不知几千万，即寿过百岁者，亦在在俱不乏了。可知长寿，亦最易得而不难。但寿命延长，俱在人自修为，全不系于古今之禀气不及也。设或强秉之人，任意亏损，寿可保乎？

不可保乎？

　　大抵求寿之法，予约有二条：一在存心仁厚，一在起居保养。此二者若阴阳表里，缺一不可。（《救命针》）

　　{帮您解读}

　　要想延长寿命，全靠各人自己重视修炼养护。仔细阅读明代学者袁黄的《立命篇》，要算谈得很详细明白的了。今人总认为古人体质禀赋强盛，所以每每长寿。却不知现今的人们，能获得长寿的亦较多，只因各人的居地不同，又哪能全都知道呢？其他地方姑且不论，单就我们扬州来说，我亲眼见到的，李应麟已经活了114岁，徐正芳和胡若显也都超过100岁了，其他八九十岁的老人，此地都多得很平常而到处可见，更是无法统计其数了。各省官员向朝廷汇报的八九十岁老人，不知有多少千乃至多少万人，即使是年逾百岁者，也是到处都有而不乏其人。由此可知，要想达到长寿，又是比较容易而并不困难的。然而要延长寿命，全在于自己修炼保养所致，并不在于古今禀赋的差异。假若是一个禀赋很强的人，如果任意亏损身体，这寿命是能保全还是不能保全呢？

大凡要想探求长寿的方法，我归结为两条：一是存心要仁慈厚道；二是在于起居饮食等各个方面的调理和保养。这两个方面互为阴阳表里，无论缺少哪一个方面都是不行的。

{专家点评}

石氏在本篇中明确表示，要想求得长寿并不难，但必须注重两点：一是重视思想品德修养；二是起居饮食的调理和养护必须得法。这两点至今仍然很值得人们高度重视。

(三)摄养当遵循"卫生总要"

在石成金的《救命针》里，又收有《卫生总要》篇，对养护身体做了提纲挈领的论述，谈得颇实在。

{名著选录}

卫生之法，如执玉捧盈，以保其身；临深履薄，以养其气。

凡酒不过量,肉不胜食,脍不厌细,食不厌精,淡滋味,均饥饱。此节饮食以卫生也。

春莫衣单,夏莫衣汗,秋冬渐添,热毋骤脱。此慎衣服以卫生也。

寝不尸,居不容,行欲缓,坐欲敛。此行住坐卧以卫生也。

喜怒哀乐,归于中和,贪嗔痴妄,必须看破,更要时时宽心。知足随缘,诸事参透,不忧不怒,嘻嘻哈哈,谈笑自如。此调性情以卫生也。

寡色欲,少言语,哀丧坟墓,不可率临,惊风骇浪,须当畏避。不大醉,不大饱,起居动静,俱要怡然。

以上数端,人人可行,真延年之秘诀,却病之良方,易而不难。只要人肯信从,留心保养,则寿命延长,准定无移矣。(《救命针》)

帮您解读

护卫生命的方法,有如手执美玉或捧着盈满的器皿一般,当予以高度关注,不可粗心大意,以便确保健康。又好像面临深渊或踩在薄冰上那样,当处处小心谨慎,以便养护元气。

大凡饮酒不可过量,肉食不可多于主粮和蔬菜;肉鱼之类应细切,食物宜精美;滋味宜淡泊,饥饱求均衡。这就是节制饮食以养护生命的基本方法。

春天着衣不可太单薄,夏天不可穿汗湿的衣服,秋冬季节衣服宜逐渐增加,天热时衣服不可骤减。这就是谨慎衣着以养护生命的方法。

就寝时不可像尸体那样仰卧,居家不要过分修饰容貌,走路宜缓慢,坐时当正身收脚。这就是行、住、坐、卧养护生命的方法。

喜怒哀乐,总以调和适中为好;贪财嗔怒痴妄之害,必须看破,更要时时心怀宽广。知足而顺其自然,百事看得透彻,不忧不怒,嘻嘻哈哈,欢笑自如。这就是调理思想情志以养护生命的方法。

节制色欲,少言寡语。哀悼死丧墓葬之事,不要随便参加。惊风骇浪,应当畏惧躲避。饮酒限量而不大醉,食饮有节而不大饱。起居动静,都应做到怡然自适。

以上几条，人人可行，真正是延长寿命的秘诀，也是防治疾病的良方，容易做到而并不难为。只要人们愿意相信和听从，留心于保养，那么要想延长寿命，这是肯定可以实现而毫无疑义的。

{专家点评}

本文虽不长，却全面而又提纲挈领地论述了养生保健的各个方面。其内容涉及饮食起居、衣服穿着、行住坐卧、饥饱劳逸、喜怒哀乐、房室色欲等等，真可称得上是"卫生总要"，实即摄养大纲。倘能照着去做，必定有利于身心健康和延年益寿。

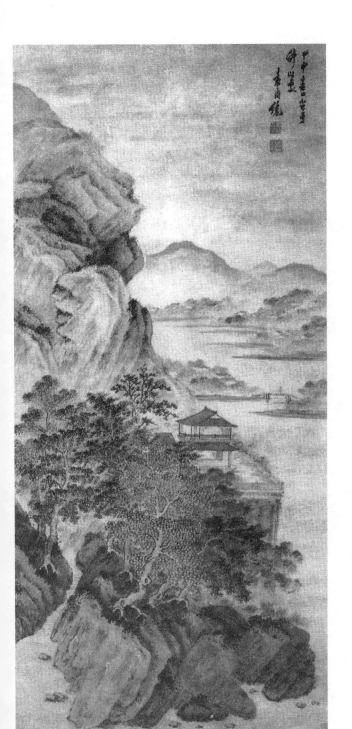

二　养生应『以心思为第一』

石成金在《长生秘诀》里首列心思部,并且指出:"心为一身之主宰……因以心思为第一。"在《长寿谱》中,同样首列心思部。在《救命针》里,亦有不少论述心思的内容。下面将对此类论说分别予以译述。

(一)常存良善想

《常存良善想》,此为《长生秘诀》之首篇。

⦃名著选录⦄

天地间万事万物,唯善可以感鬼神之佑锡,唯善可以延寿命之夭折。吾人大纲,凡忠孝节义,须要夙兴矢慎,又要以善行惠及于人。即举一念,出一言,行一事,先存心思想曰:此念可利益于人乎? 此言此事可无损于人乎? 有利于人者,即毅然措之实际。苟无益而损人者,念即勿起,言即勿说,事即勿行。时刻存心,反躬刻责,唯恐有不善,而行善始力。大抵只要本念无恶,即横来直去,总归于善。人邪我正,人恶我良,人生事,我息事,人害人,我为人。赤心白意,俨然有天地鬼神在前。此人纵有凶灾夭折,天地鬼神必暗加护持矣。善之一字,真生生世丝受

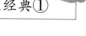

用不尽。譬若如意宝珠,何求不得?非独求寿一事而已也。(《长生秘诀》)

〖帮您解读〗

天地之间的万事万物,唯有善良可激发鬼神的保佑与恩赐,也只有善良能使夭折的寿命得到延长。我们做人的总原则是,大凡忠孝节义,都要始终谨慎地遵守,又要多做善事以广泛地施惠于人。即使闪出一个念头,说一句话,做一件事,首先要存心思考一番,此一念头有益于他人吗?这句话会损伤别人吗?凡有利于别人的事,就坚持用实际行动去做。假若对别人无益而有损害,那个念头就不可产生,那种话就不要说,那种事更不要去做。时刻存心思考,回过来不断反省和严格要求自己,唯恐有不善良的想法和做法,这样行善才会有力。大体上只要内心没有恶念,不管是走横路还是走直路,都会合乎善良标准。别人心邪而我正直,别人有恶念而我善良;别人制造事端,而我息事宁人;人家想害人,而我一心为别人着想。一片赤诚彰显无误,就好

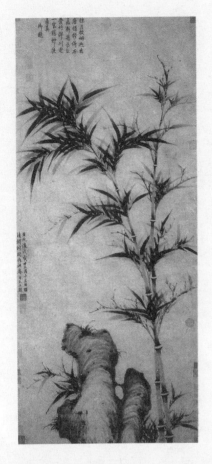

像有鬼神在当面监视一般。此人纵然会遇到短命的凶灾，天地鬼神也必然会从暗中加以保护的。"善"这个字，真是世世代代受用不尽的。有如传说之中的那个如意宝珠，无论你期求什么均可得到满足，又哪里只是追求长寿一事而已呢！

{专家点评}

这是《长生秘诀》开宗明义的首篇，足见石成金对思想品德修养的高度重视。本篇强调为人必须居心良善，常关心体贴他人，遇事多为他人着想，常反省己过而莫论他人非（智者常思己过，愚者总论人非），这样更有利于自身的健康长寿。与之相反，为人刻薄，居心险恶，鄙视他人，损人利己，别人固然深受其害，而最终受害的必定是自己。故石成金将居心良善视为摄养与处世的如意珠宝,这是很有道理的。例如香港现今成了全世界首屈一指的长寿地区,当地居民就很注重行善积德,认为助人是快乐之本,乐善好施是长寿之源,做善事可给内心带来温暖。这就表明,为人敦厚良善,乃获得健康长寿的重要因素。因而兴办慈善事业的人亦较多。故石氏提倡"常存良善想",至今对养生与处世仍然很有现实指导意义。

(二)常存和悦想

╏名著选录╏

人之心思,一存和悦,其颜色现于外者自然蔼美,胸怀存于内者,何等快乐。在人则到处可种欢喜缘,在己则遍体尽皆荣畅趣。所以古人说,青天白日,和风庆云,不特人多喜色,即鸟鹊且有好音。若暴风怒雨,疾雷闪电,鸟亦投林,人亦闭户。乖戾之感,至于此乎!故君子以太和元气为主,乃极确之论。心思之切忌者,莫如忧愁恼怒,伤人最烈。但身居斯世,而忧愁恼怒必难避免,亦当巧自安排,必须避免。

凡遇急暴事，我须以安静心应之；遭拂逆事，我须以谦虚意受之；错误事，既往弗究；恶毒言、浮词，勿听。事至则应，事过则止。毋暴怒，毋焦思，谅尽人力，余听天命，胸中何等快乐，心上何等欢悦！若或事所不能，定要强为，力所不及，决然勉行，心多忧虑，性又急暴，必致心火上炎，烁伤肺金，血液泛为痰涎，肌肉消作尪羸。此时虽卢扁再生，亦难以草木药石，复又滋补身中之真元。所以忧虑之害，较之酒色伤人更甚。

至于恼怒伤人，有三害：伤肝则气昏胁痛，而成胀满；伤肺则气逆吐血，而成虚损；伤脾则气结减食，而成鼓膈。总之，忧愁恼怒，只灾己身，于事何济？于人何尤？及至染病，虽悔何益？岂不愚痴太甚耶？(《长生秘诀》)

{帮您解读}

人的心思，只要保存和悦，外表自然呈现出和蔼美丽的颜色，胸怀之内，更是不知何等快乐。对人而言,到处可种下互相结交的因缘;对自己来说,则能使周身得到舒畅和欢乐。所以古人说,青天白日,和风庆云,不但人有喜色,就连鸟鹊之类也会发出美妙的鸣叫声。若遇上狂风暴雨,雷声迅疾而闪电频发,飞鸟投林,人亦关窗闭户。恶劣天气所带来的感受,竟然会达到如此地步啊!所以君子之人当以调和元气为主,此话乃极其确切之论。心思最为忌讳的,莫过于忧愁恼怒,伤害人最为酷烈。但人生在世而忧愁恼怒必定难以避免,也应设法巧自安排,必须尽量予以避免。

凡遇急暴事,我必须用安静心应对它;遭遇到违背意愿之事,我当用谦虚谨慎的态度来承受它;而对恶毒之言与浮夸之词,决然不听。事情来了就应对,事情过后便止息。不要暴怒,不要焦虑,诚心诚意尽力去做,其他便听天由命,胸中何等快乐,心上何等欢悦。若或事所不能,定要强为;力所不及,决计勉强去做;心多忧虑,性格又急暴,必然导致心火上炎,灼伤肺金,血液上泛而成痰涎,肌肉消减而变得虚损瘦弱。这时即使名医扁鹊再次出生，也很难用草木金石等药物来恢复和滋补体内的真元之气。所以忧虑之害，较之酒色伤人更甚。

至于恼怒伤人，有三方面的害处：伤肝则气昏胁痛，而成胀满；伤肺则气逆吐血，而成虚损；伤脾则气结减食，而成鼓膈(指胸膈和胃脘胀满)。总之忧愁恼怒，只能灾害自身，对事情有何帮助呢？对别人又有何损害呢？等到染上疾病，即使再后悔又有什么益处可言呢？岂不是太愚蠢和痴呆了吗？

｛专家点评｝

本篇强调人的心思贵在"和悦"二字，心平气和，欢欢喜喜，这才是养生长寿的真谛。并且指出，凡忧愁恼怒等不良情绪，对人体的伤害最为酷烈，故养生必须避免产生此种负面情绪。无论对人处事，均应心态平和安定，不急不躁，谦虚谨慎，质朴诚恳，胸怀宽广，不斤斤计较，量力而行办实事，一切顺其自然，心情必定欢悦舒畅。倘能常存和悦之想，不仅有利于事业的成功，更有利于健康长寿。

(三)常存安乐想

﹛名著选录﹜

能享福之人,即能享福,不能享福之人,虽有多福满前,因不知觉,遂尔徒然虚度矣。且如今日天下太平,年岁丰稔,身不寒,腹不饥,此即神天所赐极大之福也。再复加以安然无事,福更无涯。要知此时此际,有风雨烟尘而奔走道途,浪迹江湖,劳扰莫息者;有疾病卧床,痛楚呻吟,而医疗莫愈者;又有讼狱刑伤,惨苦莫救,饥寒迫体,借贷无门,血汗劳苦,四肢不宁,遭丧失火,遇盗逢奸,种种苦恼者。须要设身处地,与彼相较,我之无灾无难,岂非神仙中人乎?岂非极有福之人乎?

大抵不历一番苦境,则不知平日所享是福。忆予生平,年虽未老,而所历最苦之境有三:予曾路过镇江,舟至江中,忽然狂风大作,雪浪如山,几乎身葬鱼腹,幸济芦州获免,此一难也;予二十九岁丁忧,当此之时,肝肠碎断,声哑泪枯,不复愿生人世,此二难也;予曾秋痢甚危,日夜百余遍,明医悉治,莫有纤效,痛楚污秽,九死一生,此三难也。有此三难,皆赖神天鉴佑,危后复安。凡遇难处之地,必思曰:此地犹胜当日乘风浪之舟也;遇艰险之灾,淹留之病,辄思曰:此灾犹胜当日肝肠欲碎也,此病犹胜当日危痢将毙也。每一思之后,即如服清凉散,立时有无穷大乐。予一生得真乐之福者,反出此三难,岂非咄咄怪事哉? 凡人一生未有不遭逢逆境者,以予为式,只将过来逆境一想,乐境即生,真福即至矣。当享福之时,方知予言不谬,乃将神天所降之福,不致徒然虚度也。

人若知足,虽贫如乞丐,贱似舆隶,亦安然自在,而有许多乐处。人若不知足,虽富可敌国,贵为极品,他心中偏有图谋争占,忧虑不了。得陇望蜀,有东想西,以有限之精神,逐无涯之嗜欲,境虽极乐,自己反寻出许多苦恼来。大抵须要就事论事,寻享安乐,而安乐自至。切不可以梦幻之身,认为铁石坚固,而穷思极虑,日夜戕贼也。吾乡阎非台先生,曾有两句说话,真可作养生延寿之妙法。他说道:

"进一步想,有此而少彼,缺东而补西,时刻过去不得;退一步想,只吃这碗饭,只穿这件衣,俯仰宽然有余。"上句即是不知足的苦境,下句即是知足的乐境。古云:"他骑骏马我骑驴,仔细思量我不如,回头看见推车汉,上虽不足下有余。"予将此四句,画图一轴,悬于斋中,日夕观之,生出许多乐趣。每遇不如意之事,即将更甚者比之,心即坦然大乐矣。(《长生秘诀》)

{帮您解读}

能享福之人,即能享福,不能享福之人,即使眼前充满了许多幸福,因觉察不到,也会白白地虚度掉。况且现今天下太平,年年丰收,身不寒,腹不饥,这就是神灵与上天赐给的极大幸福。再加上平安无事,幸福更是无边无际。要知道,就在此时此刻,有多少人正奔走在风尘烟雨的路途之中,在江湖上到处流浪,劳累忙碌而不得休息;有的人生疾患病卧床,不时发出痛苦呻吟,而医治没有疗效;又有人被诉讼入狱遭受严刑拷打,凄惨痛苦而无人能救;也有人饥寒交迫,借贷无门,血汗劳苦,四肢不宁;还有人遭丧失火,遇盗逢奸,碰上了种种不幸和苦恼之事。必须设身处地地想一想,和他们相比较,我这样无灾无难,难道不能算是神仙一类的人吗?难道不能算是有福气之人吗?

大抵不曾经历过一番痛苦的处境,就不知道平日所享受的便是幸福。回忆自己有生以来,年纪虽不老,而所经历的痛苦境界却有三次。我曾路过江苏镇江,坐船来到长江之中,忽然狂风大作,雪浪如山,几乎葬身于鱼腹,幸而舟船冲入芦苇洲中而获免,这是第一次遇上灾难。我 29 岁那年死了父亲,当此之时,我悲痛得肝肠碎断,哀哭得声哑泪枯,甚至不想再活在世上,这是第二次灾难。我曾经在秋天患上痢疾而病势危重,一天一夜下泄一百多次,请高明医生悉心诊治,却丝毫无效,痛楚污秽,九死一生,这是第三次灾难。有过这三次灾难,都靠神灵与上天保佑,使危难转化为平安。现今凡遇难处之地,必定想说,此地比当年在长江乘船遇险要强得多;遇到艰险之灾,或者久治不愈的疾病,就会想到,此灾还比不上当年肝肠碎断的痛苦,此病与当年患上重痢几乎毙命相比要轻得多了。每次这样一想,有如口服清凉散一般,立刻就会产生无穷的快乐。我一生真正得到快乐和幸福,反而是这三次危难所派生出来的,这难道不是咄咄怪事吗?大凡人们一

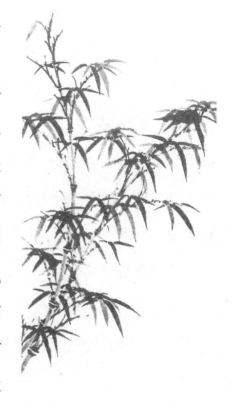

生没有不遭遇逆境的,拿我作为例证,只要将过去的逆境加以回想,快乐境界就会产生,快乐境界一旦产生,真正的幸福也就到来了。当享福之时,方才知道我所说的话不错,就会妥善地面对神灵与上天所降之福,不致被白白地虚度掉。

一个人倘能知足,即使贫穷得像乞丐,卑贱得

像奴隶,也可以过得安然自在,而能获得许多快乐。人若不知足,即使富可敌国,官位尊贵到了最高品级,心中偏偏只想如何图谋争占,总是忧虑得没完没了。得陇望蜀,有东想西,如此贪心不足,用人体有限的精神,去追逐无穷的嗜欲,处境虽然快乐,自己反而会寻出许多苦恼来。大体应当就事论事,主动寻找和享受安乐,安乐就会自动到来。绝不可将梦幻一般的身体,看成铁石似的坚固,总是穷尽思虑,昼夜摧残健康。我的家乡扬州有位阎非台先生,曾经说过两句话,真可当作养生长寿的巧妙方法。他说:"进一步想,有这样而少那样,东边有缺而西边也要补,时刻过去不得;退一步想,只吃这碗饭,只穿这件衣,俯仰宽然有余。"上句即不知足的苦境,下句即知足的乐境。古人云:"他骑骏马我骑驴,仔细思量我不如,回头看见推车汉,上虽不足下有余。"我将这四句话,画成一幅图画,悬挂在书斋之中,每天早晚都要观看一番,便可生出许多乐趣来。每当遇到不如意的事,就将处境比我更差的人拿来作对比,心中也就坦然大乐了。

§专家点评§

本篇强调人在福中要知福,要知足,要常存安乐之想。每遇处境艰难或不如意之事,不要同条件优越者攀比,而要与处境更差的人相比,亦可与以往遭受的艰险相比,自然会感到知足和快乐。石氏引用当时流行的几句民间诗歌说:"他骑骏马我骑驴,仔细思量我不如,回头看见推车汉,上虽不足下有余。"讲的正是这个意思。直到不久之前,国外的心理学家才发现,原来幸福感是产生于对比之中的。清代石成金早在300多年以前就已经明确认识到了这一点,无疑是非常值得赞赏的。

(四)常存健康想

§名著选录§

疾病人所难免,或小病快快不快,或大病惶惶是惊。有幼小即时常啾唧者,有中年、老年而久远灾病者,更有聋瞽喑哑瘫跎残废者。试思我今幸身体康健,耳聪目明,又且饮食如常,谈笑自若,于此之

时,不知康健之福,尚以他虑苦苦挂心,是不识轻重矣。(《长生秘诀》)

帮您解读

疾病人所难免,有的人因小病而怏怏不乐,或因大病而惶惶惊恐不安;有幼小即病弱而哼哼唧唧,有中老年人长期遭受灾病者,更有患上耳聋、眼瞎、声哑、瘫痪、驼背等残疾者。目睹病残之人,就该好好想一想,我现今幸而身体健康,耳聪目明,况且饮食如常,谈笑自若,在此种时候,若不懂得健康就是福,还要为功名利禄等事忧思苦想,这就叫做不知轻重本末了。

专家点评

石氏认为,同病残者相比,无病和健康就是幸福。人们时常应当把健康放在首位,名利和嗜欲都是次要的,绝对不可为名利和嗜欲而牺牲健康。如不懂得这一点,那就叫做轻重本末倒置,是丝毫不可取的。

(五)常存安静心

⟪名著选录⟫

予有一友，年过七十，只如四十许人，有妻有子，事业平常，而须发不白，举止强健。予拜询延寿保养之法，答曰："我法最简易，凡事知有数定，即饥寒迫身，亦不忧心。上床只安稳睡觉，从不想事。此外无法。"予谓此即保养至妙之法。人能如此，不独瘦弱者可以肥健，而且疾病可却，寿命可延，不可不敬服也。

许鲁斋先生有箴云："花开花谢，时去时来，福方慰眼，祸已成胎；得未足慕，失何可哀，得失在彼，敬叩天裁。"予谓人能领略此言，则得失念虑，脱然如洗。

昔人问凌衡达卫生要术，达曰："形骸者，气血也；丹药者，草木金石也。气血既衰，草木金石岂能延驻？唯安静恬淡，寂寞无为，则天清地宁，万物化育。此谓之大药上丹，乃卫生之要诀也。"

白乐天见圆修禅师栖息松树上，曰："师居甚

险。"师曰:"太守险。"乐天曰:"弟子居处高堂,何险
之有?"师曰:"心火相煎,识浪不停,得非险乎?"乐
天服之。予谓此语,实是极好棒喝,最为警切。可叹
世人闻若不闻,奈之何?

嗜欲若少,则心自安静。试看深山穷谷之中,人
多长寿者,嗜欲少而心常安静所致也。(《长寿谱》)

{帮您解读}

我有一个朋友,年已七十多岁,只像是四十多
岁的人。他有妻子儿女,事业方面很平常,而头发胡
须均未变白,行动举止很强健。我拜访询问保养之
法,回答说:"我法最简易,凡事都有一定的命运,即
使饥寒迫身,亦不忧心。上床只安稳睡觉,从不想
事,此外无法。"我认为这就是最巧妙的保养方法。
人们倘能如此,不但瘦弱者可以变得肥健,而且疾
病可以消除,寿命即能得以延长。对他的说法不能
不表示敬服。

许鲁斋(即宋元之际学者许衡)先生有箴言(劝
诚之词)说:"花开花谢,时去时来;福方慰眼(言幸

福刚显现在眼前),祸已成胎(祸根已经埋伏);得未足慕,失何可哀;得失在彼,敬听天裁(即顺其自然之意)。"我认为人们倘能领略这些话的意思,那么一切得失忧虑,就会如同用水冲洗似的摆脱掉。

以往有人向凌衡达询问养生之术,回答说:"一个人的形体,由气血所构成;丹药之类,由草木金石组成。气血既衰,草木金石哪能延驻衰老?唯有安静恬淡,寂寞无为,则天清地宁,万物自然生长发育。这就叫做大药上丹,实为保养生命之要诀。"

唐代白居易面见圆修和尚栖息在松树之上,就说:"大师住在高树之上很危险。"和尚回答说:"太守(指白居易)才危险呢!"白居易说:"我居住在高堂大厦之中,有什么危险呢?"和尚说:"思虑多而心火相煎,面对各种棘手的难题和阻碍不断出现,哪能不算危险呢?"白居易表示很信服。我认为和尚说的这番话真是极好的当头棒喝,最为切要的警告。可叹世人把这些话当作耳边风,那又能如何呢?

嗜欲若少,则心自安静。试看那些住在高山深谷之中的农民,他们大多长寿,这是由于嗜欲很少而心中时常安静的缘故。

〖专家点评〗

石成金在此文中,借用身边事例或前人言论,因而集中说明:看轻得失,淡泊名利,节制嗜欲,保持内心安定而又平静,乃健康长寿的要诀之所在。这无疑是很可取的。

(六)常存正觉心

〖名著选录〗

昔邝子元由翰林补外,十余年矣,不得赐还,尝侘傺无聊,遂成心疾。每疾作,辄昏愦如梦,或发谵语。有时不作,无异平时。或曰:真空寺有老僧,不用符药,能治心疾。子元往叩之,老僧曰:"相公贵恙,起于烦恼,烦恼生于妄想。妄想之来,其机有三:或追忆数十年前荣辱恩仇,悲欢离合,及种种闲情,此是过去妄想也。或事到眼前,可以顺应,却乃畏首畏尾,三番四复,犹豫不决,此是现在妄想也。或期望日后富贵荣华,皆如其愿;或期望功成名遂,告老归田；或期望子孙登荣，以继书香，与夫一切不可必成，不可必得之事，此是未来妄想也。三者妄想，忽然而生，忽然而灭，禅家谓之幻心。能照见其妄，而斩断念头，禅家谓之觉心。诀曰："不患念起，唯患觉迟。此心若同太虚，烦恼何处安脚？"

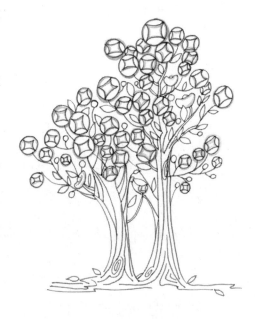

又曰："相公贵恙，亦原于水火不交。何以故？凡溺爱女色而作色荒，禅家谓之外感之欲。夜深枕上，思得冶容，或成宵寐之变，禅家谓之内生之欲。二者之始，绸缪染着，皆消耗元精，若能离之，则肾水自然滋生，可以上交于心。至若思索文字，忘其寝食，禅家谓之理障；经纶职业，不告劬劳，禅家谓之事障。二者之障，虽非人欲，亦损性灵，若能遣之，则心火不至上炎，可以下交于肾。诀曰：尘不相缘，根无所遇，返流全一，六用不行。又曰：苦海无边，回头是岸。"子元如其言,乃独处一室,扫空万缘,静坐月余,心疾如失。

予谓烦恼生于妄想,若能除去妄想,自无烦恼。但此妄想,世人无论富贵贫贱,俱所不免。得一步,又想进一步,无了无休。过去、未来、现在,万种纷然,去此来彼,东灭西起,昔人比之猿马难驯,岂虚语哉!唯是思虑之害,甚于酒色。思虑多则心火上炎,心火上炎,则肾水下涸,心肾不交,人理绝矣。要知邪与正,势不两立,学人唯具觉心,诸幻自退。譬如日色当空,昏暗自明。得此妙法,不独病痊寿长,即超凡入圣,亦若反掌。嗟乎,道在易而求诸难,茫茫宇宙,知者谁耶?"(《长寿谱》)

帮您解读

以往邝子元担任翰林学士,被指派到外地去做官,已经十多年了,没有让他返回京师(北京),便感到烦闷无聊,因而得了内伤情志的病。每次疾病发作,便昏愦得像做梦一样,或者胡言乱语。有时疾病不发作,又与常人无别。有人说:真空寺有位老僧,不用符药,能治心病。邝子元前往求诊,老僧说:"先生贵体之病,起因在于烦恼,烦恼生于妄想。妄想之来,其机缘有三:或追忆数十年前之荣辱恩仇,悲欢离合,及种种闲情杂念,这是过去时的妄想;或则事情来到眼前,本可顺畅地应对,却是畏首畏尾,反反复复,犹豫不决,这是现在时的妄想;也有人希望今后能够荣华富贵,样样事情都能如愿,或者期望功成名就,届时告老回乡定居,或者希望子孙考取功名而能荣登榜首,以便承继书香门第;更有图谋各种未必能成功或未必有希望办得到的事情者,这是未来时的妄想。三类妄想,忽然之间产生,忽然之间泯灭,佛家称之为幻心。能够看透妄想的实质,决计斩除妄念,佛家称之为觉心。有个消除妄想的口诀说:"不患念起,唯患觉迟;此心若同太虚(太空),烦恼何处安脚?"

又说:"先生贵体之病,亦源于水火不交(即心肾不交)。什么缘故呢?凡溺爱女色而作色荒,禅家(佛家)谓之外感之欲;夜深枕上,思念漂亮的美女,或者形成夜晚失眠与遗精的病变,禅家谓之内生之欲。两者在开始之时,情意缠绵不尽,都会损耗人的元气。倘若能远离它,肾水自然就会滋生,可以向上与心火相交而安宁。至于思考文字资料,忘其寝食,禅家谓之理障;经营事业,不怕劳累辛苦,禅家谓之事障。这两种障碍,虽然并非色欲可比,但也会损伤人的性灵,假若能够排除掉,心火就不会上炎,可以向下与肾水相交而安定。有禅家口诀说:"尘不相缘(与尘世不结缘),根无所遇(六根清净),返流全一(返回到无欲念的境界),六用不行(即眼、耳、鼻、舌、身、意等六根不必动用)"。又说:"苦海无边,回头是岸。"邝子元听了老僧的话,便照着去做,乃独居一室,扫空万种情缘,静坐月余,所患心病便全都消失了。

我认为烦恼生于妄想,若能除去妄想,自然没有烦恼。但此种妄想,世人无论富贵与贫贱,都是难以免除的。得一步,又想进一步,无了无休。过去、未来、现在,万种纷然,去此来彼,东灭西起,前人用心猿意马来比喻思绪难以驯服,难道是虚言妄语吗?唯有这思虑的危害,比酒色还要严重,思虑过多则心火上炎,心火上炎,则肾水干涸于下,心肾不交,人的生命之理就断绝了。要知道,邪气与正气,势不两立,学习养生之人唯有具备觉心,各种幻想自然退去。譬如太阳当空照耀,昏暗也会变得光明。若能得到此种妙法,不独疾病痊愈与寿命延长,即使要达到超凡入圣的境地,也会易如反掌。哎呀,养生之道实在容易却偏要求之于难,渺渺茫茫的大宇宙中,有谁懂得这个道理啊?

〖专家点评〗

这是一篇有关情志养生的重要文献,至今对维护心理健康仍然很有指导意义,值得予以高度重视。

本篇指出,一切烦恼皆来源于妄想,而妄想又可分为过去、现在、未来三种类型。一是回忆过去的得失、恩仇、荣辱,越想越懊悔、痛恨、苦恼;二是对眼前的事患得患失,犹豫不决,生怕吃亏,总是在忧虑中度日;三是既要考虑自己的进退出入,又牵挂着子孙后代的前途,一天到晚忧心忡忡,劳神操心不已。例如在高考期间,有的老人既要考虑自己如何养老治病,又担心孙子能否考上重点院校,是应届高校毕业生的,又恐怕难以找到适宜的工作或好的出路,这样一来,就只能整天在烦恼中过日子了。正如本篇所说,要想摆脱烦恼,就必须以"正觉心"来对待之。什么叫正觉心呢?请仔细阅读此篇,即可找到答案。

(七)常存欢喜心

{名著选录}

孔子见荣启期,衣鹿皮裘,鼓瑟而歌。孔子问曰:"先生何乐也?"对曰:"吾乐甚多:天生万物,唯人为贵,吾既已得为人,是一乐也;人以男为贵,吾既已得为男,是二乐也;人生不免夭折,吾已年九十五,是三乐也。夫贫者士之常,死者民之终也,处常待终,吾何忧也?"吁!此知命之士也,非独三者之可乐,其寓物适情,无求无欲,安往而非乐境耶?予谓人能常存此乐,忧虑尽去,神思可固,而寿命可长矣。

人生在世,凡妻财子禄,得失穷通,惧有因缘前定,莫能逃遁。事之大者无论矣,即一饮一啄,数所有者不能无,数所无者不能有。世人终日攒眉蹙额,费尽心机,是皆自取愁苦耳,有何益乎?予最爱邵康节先生歌内云:"得岁月,延岁月;得欢悦,且欢悦;万事乘除总在天,何必愁肠千万结?"世人不必多记,只需领略此数句,则一生快乐有余,病自除而寿自长矣。

屠赤水先生云:"人生世间,自有知识以来,即有忧患不如意之事。小儿叫嚎,皆其意有不平也。所以自幼至少至壮至老,如意之事常少,不如意之事常多。虽大富贵之人,天下仰慕之以为神仙者,而其不如意处,亦自有之,且比贫贱人更甚,但其所忧患之事不同耳。是谓之缺陷世界。要知世人总无足心满意之时,唯能达此理而顺受之,则可少安。"予谓人生在世,须要就事安乐,若识破此机,自然日日时时,俱享自在快乐之福,而得怡养年寿之道矣。

凡遇不如意事,试取其更甚者譬之,心地自然凉爽,此降火最速之剂。昔人云:"要做快活人,切莫寻烦恼,烦恼与快活,都是自家讨。"大抵人能退步思量,莫寻烦恼,即今便是,有谁禁耶?

文潞公致仕归洛,入对时年已八十余矣。神宗见其年力康强,问:"卿摄生有道乎?"对曰:"臣无他术,但能随意自适,不以外物伤和气,不敢做过当事。"上以为名言。林英以行年致仕,身如壮者。或问何术至此,对曰:"平生不会烦恼,即明日无饭吃,心亦不忧。事至则遣之,不留胸中。"白乐天诗云:"蜗牛角上争何事? 石火光中寄此身,随富随贫且随喜,不开口笑是痴人。"屠赤水赏月,妻孥来告,诘朝厨中无米,因笑而答之曰:"明日之事,自有明日在,且无负梧桐月色也。"予谓此四公,且如此心思,常居极乐世界,是最会讨便宜之人也,急需熟习。(《长寿谱》)

｛帮您解读｝

孔子遇见荣启期,看到他穿着鹿皮衣,正在击鼓弹瑟而唱着歌。孔子问道:"先生为何这么快乐?"回答说:"我感到快乐的因素很多:天生万物,唯有人最为宝贵,我已经做了人,这是第一大快乐;人以男人最为宝贵,我已经做了男人,这是第二大快乐;人生免不了有夭折早死的,而我已经活了九十五岁(《列子·天瑞》作"年九十"),这是第三大快乐。贫困是人们常有之事,死亡是民众最终的归宿,我处在正常条件下等待尽终天年,又有什么可忧愁的呢?"嗬,这真是一个懂得天命的人呀!不只是上述三点可以使人快乐,若能顺应事物情理,没有什么嗜欲和索求,又有何处不是快乐境地呢?我认为人若能经常保持这种快乐,去掉一切忧虑,精神即可稳固,寿命也就可以延长了。

人生在世,大凡妻子儿女财产俸禄,得失与穷困通达,都是前世因缘所定,谁也无法逃避。大事不必说,即使是一口水一口饭,命中注定有就不能无,命中注定无则亦不能有。世人整天愁得皱眉锁额,费尽心机,这都是自取愁苦罢了,又有何益呢?我最喜欢北宋学者邵雍先生诗歌中这样几句话:"得岁月,延岁月,得欢悦,且欢悦,万事乘除(增减)总在天,何必愁肠千万结!"世人用不着多记,只要能领会这几句话,就会一生过得快快乐乐而有余,疾病自然可以消除,而寿命也必定会得以延长了。

屠赤水先生说:"人生在世间,自从有了知识以后,就有了忧患和不如意的事。小孩啼哭嚎叫,都是因意中有不平之处。人们从幼年到少年到壮年直至老年,如意之事常少,不如意之事能经常碰到的却较多。即使是大富大贵之人,人皆仰慕不已甚至当作神仙看待,而他们的不如意之处,也同样存在,甚至比贫贱之人更厉害,只不过所忧虑的事情不同罢了。这就叫作缺陷世界。要知道世人总没有足心满意之时,只有懂得这个道理而能顺应自然,才可大致得到安定。"我认为人生在世,必须遇事都能安乐,如能识破此一机理,自然每天每时,都能自在地享受快乐之福,而且能够掌握颐养天年的长寿之道了。

每遇不如意之事,试取更不如自己的人来做对比,那样内心自然感到舒坦清爽,这是降心火最为快速的一个方法。前人说:"要做快活人,切莫寻烦恼,烦恼与快活,都是自家讨。"大抵人能退一步着想,不要寻烦恼,从现今做起,又有谁来禁止你这么做呢?

北宋宰相文彦博辞官回归洛阳,当他进宫入对(与皇帝对话)时年纪已经八十多了。宋神宗见其年力康强,便问:"你有什么养生之道呢?"回答说:"我没有其他养生术,只是能够顺其自然而随意调适自己,不因外物而损伤体内的中和之气,不敢做过头的事情。"皇上认为是养生名言。林英年满七十岁时辞官,身体康健得像壮年人。别人问他有何妙术能达到如此地步,回答说:"平生不会烦恼,即使明日无饭吃,心亦不忧,有心事能及时排遣掉,不留在胸中。"唐代白居易有诗句说:"蜗牛角上为何事而争斗?此身就像电光石火那么短暂,不管是富贵贫贱都很欢喜,不开口笑才是痴呆人呢!"屠赤水夜晚赏月时,妻子前来告诉他,明早厨房里无米下锅。他因而笑着回答说:"明日之事,自有明日在,暂且不要辜负今晚的梧桐月色。"我认为上述四位先生中,能有这样的心思情怀,经常生活在极乐世界之中,才算是最会讨便宜之人,急需认真地向他们学习。

{专家点评}

本文首先引述《列子·天瑞》所载孔子与荣启期的一段对话，又转引历代诸家的一些养生名言，集中说明这样一点：只有为人达观，心怀宽广，及时消除各种烦恼，经常和长期保持心情快乐，才有可能健康长寿。特别是北宋宰相文彦博所说，能够做到顺其自然而随意调适自己，不因外物而损伤体内的中和之气，不敢做过头的事情。这些都是有关养生保健的至理名言。养生最忌忧愁烦恼，要像林英和屠赤水所说的那样，哪怕明日没有饭吃，没有早饭米下锅，今天也不忧愁，要痛痛快快地过好每一天。诸如此类，都很可取。但篇中也流露出命中注定的宿命论观点和男尊女卑的封建伦理观念，这是阅读时应当加以分辨的。

(八)快乐随缘

{名著选录}

吾乡李应麟先生，享年一百一十四岁，是最高之寿。曾于过百岁时，予见其人，须虽全白，而精神壮如五十岁人。予执贽恳问："何法即至此寿？"翁答："我法极是简易，曾于壮年，只依家叔李九我词内三句，遂得利益到今，未尝一日暂离。三句谓何？'一生快乐且随缘，穷也欣然，通也欣然。'此十五字，实仅'快乐随缘'四字。要知随缘，则知穷通得失诸事俱有数定，既不过忧，又不强求，日日皆得自在快乐矣。"予细味之，真延寿最妙之法，不可不急急熟悉。(《救命针》)

{帮您解读}

我的同乡李应麟先生，享年 114 岁，要算是年寿最高的。曾经在他过百岁生日时，我见过他，须发虽然全白，而精神健壮得像五十来岁人。我手持礼物拜访询问："您用何法能获如此高寿？"老人回答说："我的方法极为简易，曾于壮

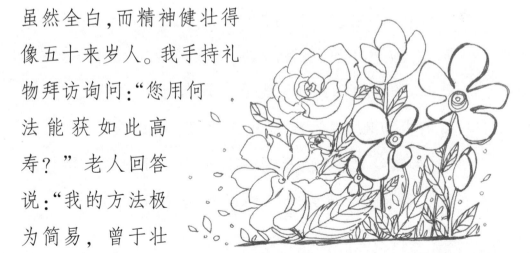

年时，只依照家叔李九我先生诗词中的三句话行事，便一直获利至今，未曾有一天背离。是三句什么话呢？'一生快乐且随缘，穷也欣然，通也欣然。'此十五字，实际上仅有'快乐随缘'四个字。只要确知随缘(即顺其自然)两个字的意义，也就知道不论得失与穷困通达，事事都有定数，既不过于忧虑，又不强求，那么就能天天都过得自在快乐了。"我仔细玩味这些话，真是延长寿命最妙的方法，不可不抓紧时间反复学习。

{专家点评}

这是石成金亲自拜见家乡扬州百岁老人李应麟的直接感受。全篇抓住"快乐随缘"四个字做文章，这四个字有两层意思：一是人生要过得快快乐乐；二是百事随缘，也就是一切都顺其自然之意。为人倘能如此，不为成败利钝所累，得之不喜，失之不忧，泰然处之，快快乐乐地过好每一天，那么要想获得健康长寿，乃势所必然而顺理成章的事，且其容易办到，有如探囊取物。

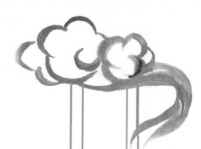

三　合理饮食

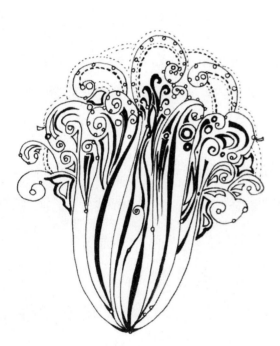

"民以食为天"，饮食在养生保健中占有特别重要的地位。《长生秘诀》列有"饮食部"，《养生镜》第四章亦专论饮食，内容基本相同。在此以《长生秘诀》为主，加以选译，如有文字差讹，则参照《养生镜》予以酌定。

(一)饮食调和论

{名著选录}

人赖饮食以养身，饮食调和，则脾土安泰。脾为诸脏之母，生血生气，周身之津津荣卫，皆本于此。善养生者，饮食俱有法诀存焉。如先饥而食，食不过饱，若过饱则损气而脾劳；先渴而饮，饮不过多，若过多则损血而胃胀。早饭宜早，午饭宜饱，晚饭宜少。食后不可便怒，怒后不可便食。此调和之大旨也。

至于吃食之法：未食时先取茶饮一二口，次食淡饭三两口，然后和菜同食。大略饭食宜多，肉蔬杂味宜少。食宜早些，不可迟晚；食宜缓些，不可粗速，食宜八九分，不可过饱；食宜和淡，不可厚味；食宜温暖,不可寒凉;食宜软烂,不可坚硬。食毕再饮茶两三口,漱口齿,令极净;起而徐行百余步,或数十步,此吃食之要法也。饱食之后,不可就卧,不可发怒,不可呆坐,不可跳踯,此又食后之禁忌也。凡予所言,皆简便易行,苟能从之,脾胃安泰,而诸脏六腑四肢百骸,未有不充实者矣。

人或有事争斗恼怒,不可就食。盖怒气上逆,食又咽下,气涎裹食,窒塞于胃之贲门,必成噎症,饭食难入,胃哽疼痛,最难医治。须待气平之后再食即不妨。至于食后不可就恼怒者,亦是此意。

先饮茶一二口者,润喉脘而不伤津液也。先淡食者,感念天地滋养之恩,知米谷本来之正味也。忌迟晚粗速诸句,后篇细述,兹不重载也。食毕茶漱口齿者,乃固齿之法,令齿缝中积垢尽去,则齿虽到老不败不病,且口无秽气也。食后行走不呆坐者,令所食之物不停滞而速运化也。不就卧者,恐食滞而成痞满诸症也。不可发怒者,恐痰裹食而成噎病也。不跳踯走马者,恐迫伤脏腑也。(《长生秘诀》)

﹛帮您解读﹜

人必须依赖饮食来滋养身体,饮食调和,则脾胃安泰健康。脾为诸脏之母,生血生气,周身津津然流畅的营血和卫气,全都来源于脾胃。善于养生的人,饮食都是有其方法和诀窍的。比如在未饥之先进食,食不过饱,若过饱则劳损脾脏和胃气。当先渴而饮,一次饮水不可过多,过多则损伤血脉而使胃部胀满不适。早饭宜早,午饭宜饱,晚饭宜少。食后不可发怒,怒后不可进食,这就是调和饮食的宗旨。

至于吃饭的方法,在进食之前可先饮茶水一两口,接着吃白饭三两口,然后再和菜肴一同吃。大略主食宜多,肉蔬杂味宜少。食宜早些,不可迟晚;食宜缓些,不可粗速;食宜八九分,不可过饱;食宜和淡,不可厚味;食宜温暖,不可寒凉;食宜软烂,不可坚硬。食毕再饮茶两三口,漱口齿,令极净;起而缓慢行走百余步或数十步。这些就是吃饭的主要方法。饮食之后,不可马上睡卧,不可发怒,不可呆坐,不可跳跃,这就是食后的禁忌。大凡我所讲的,全部简便易行,假若能照着去做,脾胃自然安泰,而五脏六腑与四肢百骸,没有不气血充实的。

人或有事争斗恼怒,不可马上进食。因怒气上逆,食物又要往下咽,逆气与痰涎裹着食物,堵塞在胃的贲门(指与食管相接的胃上部)必定成为噎膈症,症见饭食难入,胃哽疼痛,最难医治。必待心平气和之后再进食则没有妨碍。至于饮食之时不可生气恼怒,也是同样的意思。

先饮茶水一两口的话,是为了润湿咽喉部位而不致损伤津液。先吃淡食,感念天地的滋养之恩,知道这是米谷本来应有的正味。饮食忌迟晚粗速等各句,后面的篇章会详细叙述,这里就不重复载述了。食毕用茶水漱口齿,乃是固齿的方法,令齿缝间的积垢全部清除,则牙齿到老也不会朽坏或生各种齿病,且口腔中没有臭秽的气味。食后行走而不呆坐,使所食之物不会停滞在内而能迅速运转消化;食后不马上睡卧,恐怕饮食停滞在内而形成痞满等症;食后不可发怒,恐怕痰涎裹挟食物而形成噎膈病;

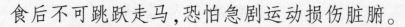
食后不可跳跃走马,恐怕急剧运动损伤脏腑。

{专家点评}

本篇强调调和饮食,总的原则是少食以养脾,真正发挥"脾胃为后天之本"的重要作用。具体要求是:先饥而食,食不过饱;先渴而饮,饮不过多。早饭宜早,午饭宜饱,晚饭宜少。食后不可便怒,怒后不可便食。饮食宜清淡,不可过食肥腻厚味。常吃熟食、热食与软烂之食,少吃生食、冷食与坚硬之食。进食宜缓慢,不可过于粗速。又饭后当用茶水漱口,以及饭后不可马上睡卧或参加急剧运动等等。这些大多可供参考。

(二)食宜早些

{名著选录}

人列三才之中,鼻吸天气,口食地气。早起空腹不可往外,或天行时疫,或入病家,尤当谨慎,必须吃些饮食而后治事。在冬月醇酒两三杯,余月不拘何物,吃些以实脾胃。夏月免感偏邪瘟疫之气,则无腹痛霍乱吐泻时疫诸症。冬月免触严寒霜雾之气,则无寒邪伏内之患。春秋免风露之侵，真养身至要之法。予每于早晨浴面漱口之先，或粥或饭，定餐一饱，所以避偏邪诸气，不论在家出外，俱宜学此。

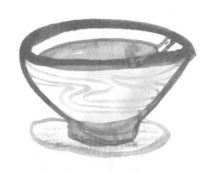

清晨食白粥，最能畅胃气，生津液，和五脏，大补于人。予每日清晨之粥，俱系先一日晚间煮之极烂极稠，用磁器瓦器盛起，盖好勿动。次早下床未浴面时，即复下锅一热，不用菜味，食饱最妙。唯天气暖热，未免馊坏不可食，改在当日早煮，不盛铜锡器，过夜恐毒味伤人也。煮粥法载后食宜软条。

清早粥饭或迟，即先用百滚水一碗，调白糖饮下，极能滋润五脏。如无糖，即单是滚水亦可。但不可在漱口之后，更不宜空心饮茶耳。

早食固宜早，而晚食更不宜迟。人之饮食下喉，全赖脾胃转运，方得消化。若食后随即睡卧，脾胃未免不甚运动，饮食自然停滞于胃脘间。或呕酸嗳酸，或脾泻水泻,辗转三两次,即成面黄体虚,中满不消,而脾胃大伤矣。古人说:"晚食常宜申酉前,向夜须防滞胸膈",即是此意。大约午饭宜在午前,而晚饭宜在日未落之时。总之饭后宜多过一时,使饮食稍下方睡,则无患矣。至于饮茶之后,亦不可就睡,须略过一会,则脾胃不伤也。(《长生秘诀》)

{帮您解读}

人列于三才(指天、地、人)之中,鼻子呼吸的是天气,口中所食之物是地气。早起空腹不可出远门;若处在流行病季节,或者进入病家探视,尤其应当谨慎,必须吃些饮食才可外出办事。在寒冬腊月可饮醇酒两三杯,其他时月不拘泥于何物,要吃些东西以充实脾胃。炎夏之月应避免感受偏邪瘟疫之气,就可防止发生腹痛霍乱吐泻及各种季节性的流行病;冬季各月避免触冒严寒霜雾之气,就不会发生寒邪潜伏于体内的疾患。春秋两季避免风邪与夜露的侵袭,这些都是保养身体的至要之法。我每天早晨在洗脸漱口之先,或粥或饭,必定饱餐一顿,运用此法避免各种偏邪之气，不论在家或外出，都要学会此种保养方法。

清早吃白粥，最能顺畅胃气，滋生津液，调和五脏，大补于人。我每天清早所食之粥，均系先一天晚间煮之极烂极稠，用瓷器或瓦器盛起来，盖好勿动。第二天早上下床未洗脸时，即复下锅一热，不用菜肴，食饱最妙。唯有天气暖热时，为避免粥变得馊坏不可吃，便改在当天清晨提前起床早煮，不必盛进铜锡器中。如过夜则怕毒味伤人。煮粥方法载录在后面的《食宜软些》条中。

清早有时熬煮粥饭太迟，当先用滚开水一碗，加入适量白糖调匀后饮服，极能滋润五脏。如无糖，即单是滚开水亦可。但不可放在漱口之后，更不宜空腹饮用茶水。

早餐固然宜早，而晚餐更不宜迟。人在咽下饮食之后，全靠脾胃来运转，才能消化。若食后随即睡卧，脾胃未免不甚运动，饮食自然停滞在胃脘部位。或者呕酸嗳酸，或则脾泻水泻，反复发作三两次，即出现面黄体虚,中满不消,而脾胃大受损伤了。古人说:"晚食常宜申酉前,向夜须防滞胸膈",就是讲的这个意思。大约午饭宜在午前,而晚餐宜在日未落之时。总之晚饭后要有个把时辰的休息,使饮食下走以后方可睡卧,就不会招致病患了。至于饮茶之后,亦不可就睡,须略过一些时候,则脾胃不会受到损伤。

﹛专家点评﹜

石成金在本篇中强调一定要吃好早餐,不可空腹外出办事,一定要在吃完早餐之后再外出办事。此说十分可取,无疑具有较高的参考价值。国人大多忽视早餐,或则随便对付,或则干脆不吃,这对健康十分有害。其实早餐是一天之中最为重要的一餐,吃早餐等于吃补药。美国一位医学博士把"每天坚持用早餐"列为延年益寿八大要素的第二要素。不吃早餐的害处很多:一是造成精神不振,难以坚持工作学习。早餐与头一天的晚餐大约相隔10多个小时,不吃早餐会使血糖低下,造成思维混乱,反应迟钝,妨碍正常工作学习,还会出虚汗,甚至出现低血糖休克。故上班上学的青年职工和青少年学生,一定要保证吃好早餐。美国科学家把早餐比作启动大脑的开关,这是很有道理的。二是不吃早餐反而容易引起肥胖。日本的相扑运动员均不吃早餐,一个个十分肥胖。因不吃早餐,中餐感到很饥饿,进食必多,最易超量进食,故易形成肥胖。三是不吃早餐易患胆石症。正常吃早餐有利于胆囊中胆汁的排出;如果不吃早餐,最易造成胆囊中胆固醇不断积聚而形成结石。所以说,要想健身防病,就必须吃好早餐;要想延年益寿,更应当吃好早餐。

在此还要指出,早餐绝不可马虎应付,质量要高,营养要全面,早餐所摄取的热量,应当占全天所需营养的30%以上。有的养生学家提出,一日三餐的原则是:皇帝的早餐,大臣的中餐,叫花子的晚餐。意思是说,早餐要丰盛,中餐要吃饱,晚餐宜素淡而又量少。此一通俗而又形象的饮食原则,同样值得人们牢记和参考。

(三)食宜缓些

{名著选录}

饮食缓嚼,有益于人者三:盖细嚼则食之精华,能滋补五脏,一也;脾胃易于消化,二也;不致吞呛噎咳,三也。可笑世人何苦横吞乱咽,若争若抢者,何也? 最不信《相法》中吃食如虎之说。譬如富贵人食快,便是虎相;贫贱人食快,即又改曰饿殍相矣。人之口舌,往往易于改换,不独此也。(《长生秘诀》)

{帮您解读}

饮食缓慢地细嚼,对人体有三大益处:因细嚼可使食物精华充分吸收,能够滋补五脏,这是第一点;细嚼使脾胃容易消化食物,这是第二点;细嚼慢咽不会引起噎塞或咳呛,这是第三点。可笑世人何苦横吞乱咽,有如争斗抢夺一般,那是什么缘故? 最不可相信的是《相法》书中那种吃食如虎之说。比如富贵之人吃得快便说是虎相(像),若贫苦人吃得快,又说是饿死者的面相了。人之口舌,往往易于改变,不单是谈进食这一件事。

{专家点评}

本篇谈了细嚼慢咽的三大好处，无疑是正确的。其实好处还有很多，特补充以下几点：一是细嚼慢咽不但能促进食物消化，而且能大大提高营养成分的吸收利用率。有关实验表明，同吃一种食物，细嚼慢咽比粗嚼者多吸收蛋白质13%，多吸收脂肪12%，多吸收纤维素43%，这就能收到食半功倍的效果。二是可以锻炼咀嚼功能，有护牙固齿的作用。三是促进唾液分泌，能对食物起消毒杀菌的作用，这对预防胃肠疾病乃至预防某些癌症均很有帮助。四是细嚼慢咽能增强饱胀感，有利于节食减肥。

与之相反，暴饮暴食与狼吞虎咽则有诸多危害：一是进食过快，尚未分泌足够的唾液，影响食物的消化吸收；二是易患牙病和胃肠疾病；三是快速吃进大量食物亦无饱胀感，最易引起超量进食而导致肥胖症等多种疾病。有鉴于此，故日本人提倡每一口饭菜咀嚼30秒钟或30次，这是很有道理的。每次进食不宜过快，当以20~30分钟吃完一顿饭较为合适。

(四)食宜少些

{名著选录}

脾胃虽善消运饮食,亦必常使其有余力。譬如有人力能负百斤者,若与八九十斤,彼必不甚费力,而轻便疾趋矣。倘或加重负担,自然伤筋动骨,艰于步履,而倾跌之患恐所不免。饮食若能调和得多寡适中,善食而复善节,入口皆是滋补妙品。至于大饥之后,更不可骤然大饱,恐血气不常,必致成病。故曰:大饥勿大食,大渴勿大饮。

食虽宜少,而餐次宜频。平常论之,夏季五六月间昼长,每日宜四餐,日将落一餐。余季每日三餐,不过不早,切不可顿少食多,致脾胃难于转运也。

饮食当用碗约定,每餐几碗。自然不得多,切勿因食美好而遂贪多也。

饮食宜少者有数种,晚饭宜少食,黏硬难消之物宜少食,腐败之味宜少食,厚味香燥炙煿之物宜少食,五谷新登者宜少食。茶宜少饮,不饮尤佳。酒宜少饮,切忌大醉。

厚味香燥之物宜少食者,恐灼伤脏腑也。新登五谷如新麦面、新米饭之类,老人及脾弱人切不可食。其害有二:急难运化,一也;发诸般宿疾,二也。

茶宜少饮,不饮尤佳。久饮耗人脂血,且下焦虚冷,面黄脾弱,俱所不免。饥则尤不宜饮,空心更不宜饮。唯饱食后二三口则不可少。大约人之脾胃喜燥而恶湿,若能茶水少饮,最能养脾。

予性不喜茶,非专为调养所拘。若勉强饮之,则心胸嘈杂,精神反觉不爽。盖予禀气虚弱而然也。每日饮者不过饭后半钟一钟,漱口而已。即饭后所饮之茶,亦是平常粗茶。至于松萝霍山诸佳茗,寒舍绝不收畜,即亲友饮我者,口亦不能辨。予固自知粗俗性成,而不能享此清福中之妙品。亲友中每以此嘲予,予亦甘作粗俗无福之人也。

世人不好茶,必好酒。予饮酒至多者不过四五杯,过饮则气喘头眩,胸次不快,次日如患疾病。即所饮之酒,亦必甜醇,若厚味恶烈烧酒五香之类,则半滴不能下喉矣。

　　陶性情,和血脉,莫妙于酒。然而引风败肾,烂肠腐胃,亦莫过于酒。但少饮则有益,多饮则有害。予饮酒之癖有三不喜:一不喜大醉。盖饮酒原是取乐,半酣则入妙趣。倘大醉则人事不知,身如木偶,趣从何来?反有腐伤脏腑之害。予每饮人以酒,悉听人之量,不苦劝,不强奉,非鄙吝也,亦有意于此尔。二不喜晚酌。予每至午后无事,即饮三五杯,半酣之际,熙熙暭暭,满体皆春,另是一番境界,果有乐趣。太白所谓但得醉中趣,勿向醒人传者,此也。倘若至晚,饮完势必睡卧,有何知觉?徒令酒毒停聚,伤害脏腑而已。三不喜速饮。凡饮酒原取领略醇浓佳昧,合应徐徐含咀,趣自无穷。若唯图快速,予不知趣在何处?且有伤损肺气之虞。凡此三者,皆予不善饮酒之言,合于世人者恐少。览此一篇,可从者从之,不可从者,予唯自行之可也。(《长生秘诀》)

帮您解读

　　脾胃虽然善于消化食物,也必须使之留有余力。

好比一个人能挑负一百斤，只让挑八九十斤，必定不大费力，而且能够轻便地快走。倘若加大重量令其勉强挑负，自然伤筋动骨，步履艰难，而跌倒倾覆之患也就很难避免了。饮食若能调和得多寡适中，善于进食而又善于节制，所吃食物都将是滋补妙品。至于大饥之后，更不可骤然大饱，恐怕血气不正常，必定招致疾病。所以说：大饥勿大食，大渴勿大饮。

进食虽然宜少，但餐数则宜多。就拿日常生活来说，夏季(农历)五六月间白昼很长，每天宜吃四餐，日将落时加一餐。其他各季每日三餐，不迟也不早，切不可顿少食多，致使脾胃难以运化。

食量当用碗数来约定，每餐只吃几碗，自然不得多吃。切勿因食物美好便贪味多食。

饮食宜少有多种情况：晚饭宜少食，黏硬而难以消化之物宜少食，荤腥油腻之物宜少食，腐败之味宜少食，厚味香燥炙烤煎炸的食物要少吃，新收获的五谷之类要少吃。茶宜少饮，不饮尤佳(此说不妥)；酒宜少饮，切忌大醉。

厚味香燥之物要少吃，恐燥热之物易伤脏腑。新收获的五谷如新麦新米饭之类，老人及脾弱之人切不可食。其害处有二：一是急于食用难以运化，二是容易引发各种宿疾旧病。

茶宜少饮，不饮尤佳。久饮耗人脂血，且下焦(下腹部位)虚冷，面黄而又脾弱，都是无法避免的。饥则尤其不宜饮用，空腹则更不宜饮用。唯有饱食后饮两三口则不可少。大约人的脾胃喜燥而恶湿，若能茶水少饮，最能养脾。

我的性格不喜欢饮茶，并非专门为了调养而受拘束。若勉强饮茶，心胸部位就会感到烦杂，精神反而觉得不爽。这是由于我禀赋虚弱之故。我每天饭后饮茶半钟或一钟，漱漱口而已。即使是饭后所饮之茶，也是平常粗茶。至于松萝霍山等各种名贵好茶，我家里从来不收藏。即使是亲友让我饮用上等佳品，口中亦不能分辨。我固然知道自己粗俗成性，而不能享受这清福之中的妙品。亲友中常常拿此事嘲笑我，我亦甘心做个粗心无福之人。

世人不好茶,必定好酒。我饮酒最多时不过四五杯,过于多饮则气喘头眩,胸部感到不快,到第二天就像患病一般。即使是平日所饮之酒,也必须口味甜醇,若是厚味浓烈辛辣的烧酒之类,则半滴也不能下喉。

陶冶性情,调和血脉,莫妙于酒。然而引风败肾,烂肠腐胃,亦莫过于酒。但少饮则有益,多饮则有害。我虽爱饮酒却有三不喜:一不喜大醉。因饮酒原是为了取乐,饮至半酣则妙趣横生;倘若大醉则人事不知,身如木偶,乐趣又从何处来呢?反而有腐伤脏腑之害。我每次用酒待客,全听各人酒量自便,从不苦劝,不强行敬酒,并非出于吝啬,而是有意这样做。二不喜晚上饮酒。我每至午后无事,即饮三五几杯,饮至半酣之际,便随意歌唱,觉得满体皆春,别有一番境界,果然很有乐趣。唐代大诗人李白所说"但得醉中趣,勿向醒人传"一类诗句,讲的正是这个意思。倘若到了晚上,饮完酒势必睡卧,又凭什么感知到有趣味呢?徒然使酒毒停积于体内,伤害脏腑而已。三不喜快速饮酒。大凡饮酒原是为了要领略醇浓佳味,理应慢慢地含咀品味,乐趣自然无穷。倘若只图快速,我不知道乐趣又在何处?且有损伤肺气之忧。大概这三点,都是我不善饮酒的说法,恐怕很少能与世人的见解相合。人们在浏览了我这篇论述之后,可采纳的便采纳,不可采纳的,就由我个人独自行之好了。

﹛专家点评﹜

本篇力主少食以养脾,提倡食少餐频即少食多餐,晚餐少食,黏硬难消之物少食,荤腥油腻之物少食,厚味香燥之物少食;酒宜少饮,切忌大醉;大饥之后勿大食,大渴之后勿大饮。这些都是十分可取的。少食有利于健身长寿,现今已经成了人们的共识。据媒体报道,2012 年英国皇家学会夏季科学展会公布的一项最新研究称,少吃有助于延长寿命,进食量减少 40%,也就是每顿饭只吃六分饱,可以使人的寿命延长 20 年。又据英国伦敦大学一项研究发现,将实验鼠的食物减少 40%,其寿命会延长 20%~30%。这

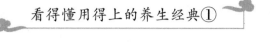

就足以证明,节食有利于长寿是确有科学根据的。

在此也应指出,篇中所说"茶宜少饮,不饮尤佳",实属石氏偏见,并不可取。一项针对 40 500 名日本男女进行研究的结果显示,每天至少喝 5 杯茶的人,其死于心脏病和中风的概率最低。这又足以表明,适当饮茶是有利于健身防病和延年益寿的。

(五)食宜淡些

⎰名著选录⎰

淡食最补人,五味各有所伤。假如咸多则伤心,酸多刚伤脾,苦多则伤肺,辛多则伤肝,甘多则伤肾。此五味中,而咸味又能凝血滞气,伤人更甚。试看豆浆以咸卤一点即成腐,禽兽血遇咸即结块。所以多食咸味之人,颜色枯槁,脉络壅浊。倘嗜味淡薄,自然神气清爽,疾病少生矣。

予十四岁时,感母抚养之劬劳,较他人倍苦,因焚香对天发愿,茹素八年,祈佑母之寿康。扬俗,持母素必吃淡饭百日。凡此百日内,非独于咸,即甜酸诸味,俱戒入口。虽茶、腐之类,亦戒沾唇,日唯食白粥、白饭，白滚汤而已。先四五日，每遇饮食，甚觉难吃，其后渐近自然，一般有味矣。茹素八年，始食荤腥。此虽从俗之见，亦予聊尽愚孝于万一也。自吃淡饭之后，直至今日，家常每遇无肴味之际，即白粥白饭，照常饱食，一般有味。可见人自不肯戒厚味尔。(《长生秘诀》)

{帮您解读}

淡食最能补养人，五味却各有所伤。假如咸多则伤心，酸多则伤脾，苦多则伤肺，辛多则伤肝，甘甜之味过多则伤肾。五味之中，而咸味又能凝血滞气，伤人更为厉害。试看豆浆以咸卤一点即成豆腐，禽血遇到咸盐即凝结成块。所以多食咸味之人，颜色枯槁，脉络壅堵浑浊。倘能嗜食淡味，自然神清气爽，可以少生疾病。

我十四岁时，感念母亲抚养自己的劳累，比他人更是倍加辛苦，因而焚香对天发誓，情愿吃素整整八年，祈求保佑母亲寿康。扬州地方风俗，坚持为母亲吃素必须吃淡饭一百天。大凡在这一百天之内，非但咸味，即使甜酸诸味，都得禁戒入口。虽是茶水、豆腐之类，也禁止沾唇。每天只吃白粥、白饭、白开水而已。头四五天，每遇吃饭，颇觉得难吃，其后渐渐近于形成习惯，也就感到如平常饮食一般地有味了。吃素八年之后，才开始吃荤腥之食，这虽然是顺从俗见，也是我尽愚孝于万一的体现。自从吃

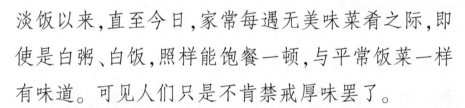

淡饭以来，直至今日，家常每遇无美味菜肴之际，即使是白粥、白饭，照样能饱餐一顿，与平常饭菜一样有味道。可见人们只是不肯禁戒厚味罢了。

〖专家点评〗

本篇主张饮食清淡，常吃淡食。作者石成金通过自己为母亲尽孝而吃素八年的亲身体会，认为淡食最能滋补人体，不会带来任何伤害。而五味太偏则必定伤人，如咸多伤心、甘多伤肾等等。尤其是吃盐过多很有害，故食盐一定要少吃。在嗜咸味成习的古

代,石氏能极力提倡淡食,无疑是值得嘉许的。但对食盐也应全面看待,亦不可走极端。食盐即氯化钠,人体既不可缺少,又不可多吃。食盐中的钠离子一则可维持细胞渗透压,二则可维持体内酸碱平衡,并能保持神经、骨骼肌的兴奋性,同时还参与胃酸生成。食盐不可不吃,不吃会出现低钠血症,其临床表现主要为疲乏、恶心、厌食、头昏、嗜睡、淡漠等。食盐又不可多吃,吃盐过多则易引起高血压和各种心脑血管疾病。世界卫生组织曾经提倡每人每日吃食盐6克,后来又降为5克,我国仍主张每人每日以吃食盐6克左右为宜。不过应当指出,膳食中钠的来源除了食盐之外,还包括酱油、咸菜、味精等高钠调料或食品,以及各种含钠的加工食品等,凡使用上述调料或食品者,均宜相应地减少食盐的摄入量。

(六)食宜暖些

名著选录

脾胃喜暖而恶寒,凡饮食中之生冷瓜果之类,固宜少食,恐成腹痛、心疼、呕吐、泻痢诸疾。然暖亦不可太暖,大约热不炙唇,冷不振齿者,皆可食也。或人不知,凡饮食专好极热,殊不知反伤咽喉胃脘,正所谓过犹不及也。

肉食肥腻之物,最要热吃,冷则凝滞胃膈间,必生腹痛、泄泻诸病。

酒性已热,凡饮酒不可太热,恐伤肺气。再加多饮,轻则糟鼻、赤面,重则肺痈、血痔。(《长生秘诀》)

帮您解读

脾胃喜暖而恶寒,大凡饮食中的生冷瓜果之类,固然要少吃,恐怕会引起腹部疼痛、呕吐、泄泻及痢疾等各种病症。然而温暖亦不可太过,大抵热食不致炙伤嘴伤,冷食不会使牙齿发颤,就都可以吃。有的人不懂得这一点,凡饮食专爱吃极热之品,却不知道反而会损伤口腔、咽喉及胃脘等部位,正所谓太过如同不及一样,都是不可取的。

肉类及各种肥腻食物,最要注重热吃,冷吃则易凝聚和停滞于胃与胸膈之间,必定会发生腹痛泄泻等胃肠疾病。

酒为热性之物,大凡饮酒不可过于温热,恐怕损伤肺气。再加过量饮用,轻则易患酒糟鼻、面赤,重则招致肺痈与血痔。

{专家点评}

本篇指出,脾胃喜暖而恶寒,当尽量少吃生冷,常吃热食熟食,尤其是肉类与荤腥食物,更应注意这一点。否则最易引起腹痛泄泻。饮水也是一样,当以常饮温热的开水或茶水为宜,尽量不吃冷饮或冰镇食物之类,这对保护脏腑功能很有好处。享年103岁的国民党元老陈立夫先生曾说,他之所以长寿,与始终坚持"物熟始食,水沸始饮"这一原则也是分不开的。同时又应指出,饮食的温度要适中,既要温暖,但也不宜过热过烫。倘若常吃高温热烫食物,又易引起口腔癌和食管癌等恶性疾病。故饮食总以"热不灼唇,冷不冰齿"较为合适。

(七)食宜软些

{名著选录}

坚硬之食最难消化,而筋韧及半熟之肉,更难消化。在元气充实或血气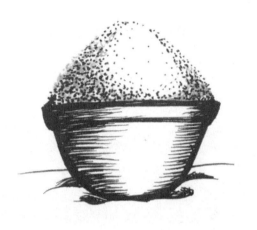
少壮者,犹可无患,倘或脾
弱年高之人,恐不能免病
矣。予家中煮饭食及鱼肉
瓜果之类,必极软极烂而
始入口,盖予性之所喜,便
觉味美。

予早晚俱食干粥,最能滋补脏腑,虽尽饱食,亦
不伤脾。何为干粥?比粥加稠厚,而比饭又稀软也,
即名之曰稀饭亦可。煮法:米水入锅,微火煮三四
滚,用杓搅三四转,盖定勿动。少时再滚三四滚,又
搅三四转。少时复再滚搅一次。其粥干稠,米之精华
尽出。夏月每早煮,余月隔日煮,次早热一热吃。
(《长生秘诀》)

帮您解读

坚硬的食物,最难消化;而筋韧较多之物与半
生半熟的肉类,更是难以消化。对于元气充实、气血
旺盛的青少年与壮年人来说,尚且无患,倘若是脾

胃虚弱的高龄老人,恐怕难以避免招致病害了。我家不管是煮饭或烹煮肉鱼及瓜果之类,必定要久煮到烂熟的程度才可入口。因我的性格就是如此,吃起来便感到味道甘美。

我每天早晚都吃干粥,吃了最能滋补脏腑,即使饱餐一顿,也不会损伤脾胃。什么叫干粥呢?比一般粥增加其浓稠度,比干饭又要稀软一些,即称之为稀饭也未尝不可。烹煮方法:将米和水放入锅中,用微火煮三四滚,用杓搅拌三四转,盖上锅盖不动。一会儿再煮沸三四滚,又搅拌三四转。一会儿复又煮沸搅拌一次。这样煮出来的粥干而稠,米的精华全部溶解出来。夏季每天清早煮粥,其他各季可隔一日煮粥一次,第二天早晨热一热即可吃。

专家点评

本篇主张食物要久煮烂熟,又介绍了熬粥的方法,大多很可取。肉类食物的确应当久煮烂熟,这不但有助于老年人嚼食,而且还能改善营养结构和提高营养价值。比如猪肉特别是肥肉,因含脂肪特别是饱和脂肪酸较高，大家害怕吃了会引起动脉硬化及各种心脑血管疾病，倘能在久煮烂熟之后再吃，就可避免此种副作用的发生。据北京军区总医院有关专家的研究结果显示：将肥肉用文火焖炖 2.5~4 小时，则肥肉内部的营养结构会发生较大改变，其中对人体有害的脂肪含量下降了 41.04%，饱和脂肪酸下降 40%~51%，胆固醇减少了 51.32%；而对人体有益的单不饱和脂肪酸与多不饱和脂肪酸却大量增加。故将肉类久煮烂熟后再吃是很有保健意义的。至于蔬菜瓜果之类则只宜在短时间内速煮食用，若久煮则营养成分破坏殆尽，因而是不适宜的。谈到熬粥，不管是夏季或其他各季，均应以当日清早新煮新熬为佳。

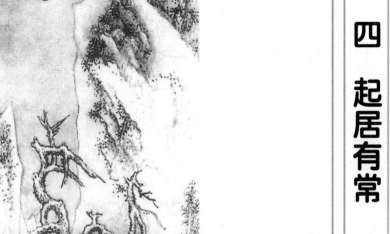

四　起居有常

《长生秘诀》有"起居部"，收录了有关起居调摄的专论若干篇。《养生镜》也收录了这类专论，但文字略有出入。在此以《长生秘诀》为主要依据加以选录、解读和点评。

(一)起居调摄论

名著选录

人之疾病，多起于大意而不慎其微渐。殊不知人之精神有限，行住坐卧，若不留心调摄，一染疾患，便受许多呻吟痛楚，甚则夭损天年，良可叹哉！

大约人身所赖者三宝，三宝者，精、气、神也。精生气，气生神，神自灵也。故精绝则气绝，气绝则神绝，而命绝矣。善养生之人，少色欲所以养精也，少语言所以养气也，少思虑所以养神也，此调养三宝之大旨也。至于平日之颐养，和身体，薄嗜欲，最为切要。不可极目远视，养肝也；不可极耳倾听，养肾也；不可唾地，养肺也；不可规造异巧，养心也；不可饥饱过度，不可多啖生冷，养脾也。此五脏之忌戒如此。毋久行，恐损筋也；毋久立，恐损骨也；毋久坐，恐损肉也;毋久卧,恐损血也。此四仪之忌戒如此。

若时令之寒暑,唯喜得其平。冬不欲极温,夏不欲极凉。其酒醉行旅,以及病来病去,皆有调摄宜忌。予因著书一册,反复叮咛,无非防微杜渐,培养身命于未病之时尔。人能依此举止,虽涉迂腐,而于寿元,定可延长矣。(《长生秘诀》)

{帮您解读}

人的疾病,多起源于粗心大意而不能谨慎地对待微小的生活细节。殊不知人的精神有限,无论行、住、坐、卧,若不注意调摄,一旦染上疾病,就会遭受诸多呻吟痛苦,甚或减损年寿而令人夭折早死,诚可叹惜啊!

大概人体所依赖的有三宝,所谓三宝,就是指精、气、神。精能生气,气能生神,神自然灵敏。所以精绝则气绝,气绝则神绝,而生命也就灭绝了。故善于养生之人,减少色欲以便养精,减少言语以便养气,减少思虑以便养神。这就是调养三宝的根本方法。至于平时摄生养护,调和身体,淡薄嗜欲,更是最为重要。不可极目远视,是为了养护肝脏;不可倾耳极听,是为了养护肾脏;不可随地吐痰,是为了养护肺脏;不可费尽神思去规划制造奇异器物,是为了养护心脏;不可过饥或过饱,不可多食生冷之物,是为了养护脾脏。所谓五脏的禁戒就是如此。不要久行,恐怕伤筋;不要过久站立,恐怕伤骨;不要久坐,恐怕损伤肌肉;不要久卧,恐怕损伤血脉。这四种仪态的禁戒就是如此。

若谈到四季时令的寒暑变化,唯独喜欢追求平和,冬天不要极温,夏天不要极凉。对待饮酒和旅游,以及生病与治病,均各有调摄之宜忌。我因此著书一册,反复叮咛提醒,无非劝人注意防微杜渐,将身体和生命养护在未病之先罢了。人们倘能按照这些要求去做,虽说难免有迂腐之处,但对于年寿来说,是肯定可以得到延长的。

{专家点评}

本篇指出:人的寿夭衰健,与平时是否重视起居调摄密切相关。精、气、神乃人身之三宝,应始终注重养护。当以调和身体、淡薄嗜欲为主,凡视、听、坐、卧、饥、饱、劳、逸,均必须适度,不可太过。只要起居饮食等各个方面都很适宜, 又很注重防微杜渐,养护生命于未病之先,就必定有利于健康长寿。

(二)每日调摄

⌇名著选录⌇

清晨睡醒欲起,先拍心胸,披衣坐起。随以两手擦面令热,若无事,或行十样锦坐功毕,因四时寒暑,酌量衣服,令适温和,亦不可过暖。下床后即食白粥一饱,最养脾胃,或白滚汤亦可,但不可食辛辣厚味及生硬之物。食毕就洗面漱口,焚香礼拜神佛,乃或诵圣典,或课儿书,或理家务,或治生业。凡事不可起恶念,不可动嗔怒,不可过忧虑,不可太劳力。其风寒燥湿之气,俱不可触冒。至于午餐,量腹而食,不可因食爽口,遂食过多。食毕以清茶漱口令洁。

世间焉有无事常闲之人。凡有事不妨尽在上半日料理,午饭后即当享受清福:或观书,或吟诗,或焚香，或静坐，或挥尘闲谈，或游山玩景。凡赏心乐事，俱可任意为之。晚来餐食少许，再停一时，随量饮酒数杯，勿令大醉。将睡时，或茶，或滚汤，或温水，用刷牙刷漱口齿，令洁净。叩齿数遍。略走数十步，或温水濯足，或再静坐一会，即脱衣上床。上床就摩足心令热，或行十样锦坐功毕，即侧身屈膝而卧。此吾人每日调养之法，享许多安乐之福，毋以浅近而忽之也。

卧起先拍胸者，恐暖身骤凉，毛孔必闭，而成伤风诸症也。拍心胸三四掌，则无此患。早晨勿开眼洗面，令人目涩失明饶泪。

七情所干，恼怒为多；而六气侵伤，风寒最甚。风邪之伤人也，入筋透骨，如油拌面，进易出难。所以古语云：避风如避箭。极言其害，大谨防也。凡居处卧处，头背边有隙缝之风，必要遮糊。俗语说：宁受大风，不受小风，盖谓此也。凡醉饱后，切不可卧于风露之下。凡涉远作劳，身热有汗，才安息歇定，切不可就脱衣当风。沐浴后，切不可当风。才睡醒，未擦面,切不可就见风。以上四事,俱属表开,极易受风,若透脑门,即患偏正头风,若着经络,即成痹痛偏风不仁,或四肢不遂等症。

风乃天之阳气,自上降下以伤毛窍。寒乃地之阴气,从足而起,以伤经络。寒冷之月,勿冷两足及背腹,以防寒气侵伤。如对客宴会,博弈杂戏,玩读书史,知己谈心,稍觉身寒足冷,便加添衣袜,切勿延迟。倘寒气中伤,身体受病,若用药表散寒邪,即幸而痊愈,亦必伤气耗血,可见风寒皆宜慎于微渐也。

潮湿之处,不可久长坐卧,恐湿气侵犯,多染黄疸泄泻之症。

凡天行时疫邪气,最易传染。男人邪气多由鼻孔而出,女人邪气多由阴而出。今后凡入有病之家,当知避忌,受邪者多从鼻中吸入,可用烧酒涂鼻孔及口唇,再些少饮杯许,能避疫。

人只知早晨漱口……人到晚间,则一日饮食之毒垢,以及五脏之秽气,俱存积于口齿间。须要刷牙刷后,用温水或清茶上下漱之极净,再叩齿数遍,自然秽垢尽去,口舌甘芬。初漱几日,似觉多事,漱过十日半月,自觉口齿爽快,不可或缺也。漱口之后,不可复吃食。漱口不可用极热茶水,亦不可用冷水。其马尾硬刷牙,亦不可用,俱主损齿。唯温茶软刷牙最妙。

涌泉穴在两脚心,每晚上床脱脚时,用一手握指,一手用力摩擦,不计遍数,以极热为止。觉足热时,以脚趾微微动转,倦则少歇,最能补养精气。

凡大小便不可强忍。忍小便不便,伤膀胱,患膝冷杂症。忍大便不便,成气痔。又宜紧闭口齿,则无牙痛之患。凡大小便未急,亦不可努力强迫。(《长生秘诀》)

⟩帮您解读⟨

清晨睡醒后想要起床,先拍打心胸,披衣起坐,随即以两手擦面令热,如果无事,可先操练十样锦坐功完毕。依据四季寒暑变化情况,酌量穿衣服,令温和合适,亦不可过暖。下床后即吃白粥一饱,最养脾胃,或饮白开水亦可,但不可吃辛辣厚味及过于生硬之物。吃完饭当洗面漱口,焚香礼拜神佛,或者诵读经典,或者指导孩子做功课,或者处理家务,或者治理赖以维持生计的事业。凡事不可产生恶念,不可动怒生气,不可过于忧虑,不可太劳力。其风寒燥湿之气,均不可触冒。至于午餐,酌情量腹而食,不可因食物味美爽口,便过量进食。食毕当以清茶漱口使之洁净。

世上哪有经常无事的清闲之人!大凡有事最好能在上午料理完毕,午饭以后就当享清福,或者读书,或者吟诗,或者焚烧香烛,或者静坐,或者挥去桌椅上的灰尘互相闲谈,或者游山玩景。凡属能使心情快乐之事,都可以任意去做。晚餐只少量进食,再过些时候,随量饮几杯酒,不要喝得大醉。将睡之时,或用茶水,或用开水,或用温水,取牙刷漱口刷牙,使口腔洁净,再叩齿数遍。大略行走数十步之后,或者用温水洗脚,或者再静坐一会儿,就可脱衣上床。上床后先按摩足心而使之发热,或者将十样锦坐功操练完毕，就可侧身屈膝而卧。这就是我们大家的调养方法，可以享受许多安乐清福，不要认为这些方法太浅近而予以轻忽。

睡卧起床时之所以先拍打胸部，恐怕人体刚从温暖的被窝中出来骤然遇到寒凉，毛孔必定闭塞，因而容易形成伤风感冒等各种病症。先拍打胸心部位三四掌，则无此忧虑。早晨不要睁开眼睛洗脸，易使人眼目干涩不明而多泪。

七情所致损伤，以恼怒居多；而六气之侵害，以风寒最为厉害。风邪之损伤人，入筋透骨，有如油拌面，易进难出。所以古语说"避风如避箭"，极言其厉害，让人大力而又谨慎地加以预防。凡居室寝卧之处，头背边有缝隙可以透风，必须用纸糊起来加以遮蔽。俗话说：宁受大风，勿受小风，大概讲的就是这个意思。凡醉饱之后，切不可卧于风露之下；凡前往远处劳作，身热有汗，才安定下来休息，切不可脱掉衣服当风纳凉；洗头洗澡之后，切不可当风；才睡醒，尚未洗脸，切不可当即接受风吹。以上四个事例,均属体表毛孔张开的状态,极易受到风邪侵袭。若透过脑门,就会患偏正头风;若侵入经络则成痹症与偏瘫而麻木不仁,或者成为四肢不遂等症。

风乃天之阳气,从上往下降会损伤人的体表毛孔;寒乃地之阴气,从足部开始受邪,进而损伤经络。在寒冷的时月,不要让两足及腹背受冷挨冻,以便防止寒邪的侵袭和伤害。如果面对宾客宴会筵席,棋弈博戏杂耍,玩读经史书籍,与知己朋友谈心,稍觉身寒足冷,便立即添加衣服袜子之类,切不可迟疑延误。倘若被寒邪中伤,身体受病,即使用药物解表发散寒邪,就算幸而得以痊愈,也必定会损耗气血,可见对待风寒之邪均宜在微渐细弱之时进行预防。

潮湿之地,不可长久坐卧,恐怕湿气侵犯人体,大多使人容易染上黄疸病及腹中泄泻之类的病症。

凡季节性的流行时疫等病,最易发生传染。男人的病邪之气多由鼻孔而出,女人的病邪之气多由阴部而出。今后凡出入有病者之家,应当知道避忌。

受病邪侵袭的人多从鼻孔中吸入,可用烧酒涂擦鼻孔内及口唇,再少量饮用,能避时疫。

　　人只知早晨漱口……人到晚间,则一日饮食之毒垢,以及五脏之秽气,都存积在口齿之间。必须用牙刷刷后,取温水或清茶水上下漱之极净,再叩齿数遍,自然秽垢全部除去,口舌味甘芬芳。初次夜漱几天,似乎觉得多事,等夜漱坚持十天半月之后,自觉口齿清爽轻快,才感到这是不可或缺的。夜晚漱口之后,不可再吃东西。漱口不可用温度极高的热水,也不可以用冷水(只宜用温水);那种用马尾巴毛做成的硬牙刷,亦不可用,都会损伤牙齿。唯有温茶水和软牙刷最为合适。

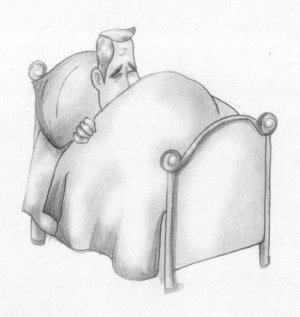

　　涌泉穴(属足少阴肾经穴位)在两脚掌心,每天晚

上脱掉鞋袜上床时,用一只手握住脚趾,另一只手用力摩擦该穴,不计遍数,以达到极度发热而止。感觉到足部已经发热时,将脚趾微微转动,疲倦则稍加休息,这样最能补养精气。

凡属大小便均宜及时排除,而不可强忍。强忍小便不排出,会损伤膀胱,易患膝冷杂症。强忍大便不解,易成气痔等痔疮。排便时又宜经常紧闭口齿,就不会患牙痛病等。凡大小便尚未急时,也不可强行用力去排解。

{专家点评}

本篇对每日从早到晚有关起居、饮食、作息及各项活动,均作了具体论述,谈得很实在。特别谈到饭后和晚上就寝之前,要坚持用温茶水或温水漱口刷牙;每天必须及时排解大小便,绝不可强忍。这些都很有实际的参考价值。据媒体报道,南京有位50岁左右的罗先生就因憋尿酿成危症。他在头一天喝了半斤白酒,又连续打了一天一夜的麻将,中间不曾小便。第三天早上到卫生间小便,却怎么也尿不出来了。又憋了半天,人就不能动弹了,也无法自主呼吸。被急送往医院抢救,经插入导管导尿,才得以缓解。原来罗先生患有前列腺疾病,又久坐不喝水不撒尿,终于形成尿潴留而几至危殆。由此可见,强忍小便不解的后果是多么严重,人们应当引以为戒。

(三)每夜调摄

{名著选录}

晚间脱衣睡下,随意左右侧身屈膝而卧。不可仰卧,不可开口,不可将手放心胸间,不可以被覆面。卧下便不可言语,更不可歌唱,亦不可过忧虑。夜间若睡醒,即舒伸腿足,再随意转侧。夜间或有事,或小便,先拍心胸三四掌,然后穿衣起身。或有梦不祥者,不宜说。凡此乃每夜调养之要法。

凡沐浴未干,不可就睡;才吃饱饭食,不可就睡,俱主损人。凡睡下就要一心安稳思睡,不可又复他想事务。只先睡心三个字,即是极妙睡功。

古人谓睡不厌踡,觉不厌舒。凡卧宜侧身屈膝,令精气不散,益人心志。睡醒则宜舒展,使气血流通，精神爽快。盖仰卧如尸，则招魔引魅。我夫子"寝不尸"之语，或是有见于此。夜卧不以被覆头面，则气得清转，必主长寿。凡卧或侧或仰，两足伸屈不并，则无梦泄之患。夜卧常习闭口，最是固养元气。若开口，则走失元气，且邪恶从口而入，又生血绝诸症。凡夜卧开口，其牙齿为出入之气所触，后必病齿，但睡而张口者，牙齿无不早落，可以验之。夜卧不将手放心胸间，则无噩梦魇迷之患。

肺为五脏华盖，主出声音。凡人卧下，肺即傍侧收敛，倘或语言，必又将肺提起。肺一提起，则五脏尽皆摇动。譬如钟磬一样，不悬挂则不发声。我夫子"寝不语"之意，或是此也。夜晚间不可说鬼神妖怪贼盗事，俱主不祥。睡醒若穷思极虑，较之日间相思，伤人百倍。

卧处头边，虽不可透风，亦不可安火炉。若火气蒸犯，令人头重目赤，乃患脑痈疮疖……夜卧不可停灯烛，恐明光朗照，则神魂不安。

夜间或有事，或小便，出被起床时，先拍心胸三

五掌,恐睡热之身,骤然寒凉,多成感冒诸病。即如沐浴,将热水拍心胸,恐热水激身,亦是此意。(《长生秘诀》)

{帮您解读}

晚上脱掉衣服睡下,随意朝左边或右边侧身屈膝而卧。不宜仰卧,不可张开嘴巴,不可将手压放在胸部,不可用被子覆盖头脸。躺下之后不要说话,更不可唱歌,也不可过于忧思深虑。夜间若睡醒,即舒伸腿足,再随意转侧。夜间若或有事,或小便,先拍打胸心部位三四掌,然后穿衣起身。或者做了不吉祥的梦,不要对人说。大凡这些就是每夜调摄的重要方法。

凡洗头洗澡后湿气未干,不可马上睡卧,刚吃饱饭菜,也不可立即睡卧,否则都会伤人。大凡躺卧下来就得一心一意地安稳思睡,不可想其他事务。只有"先睡心"三字,才算是最妙的睡功。

古人说睡卧不怕蜷曲,醒来不怕舒展。凡躺卧宜侧身屈膝,使精气不外散,有益于人的心志。睡醒则宜舒展,可使气血流通,精神爽快。大概仰卧得像尸体一般,就会招引妖魔鬼魅。孔夫子说过"寝不尸"一类的话,或许就因有见于此。夜晚寝卧不用被子覆盖头脸,则气流转清,必定使人长寿。睡时或侧卧仰卧,两足伸屈而不并拢,则无梦中遗精之患。夜卧经常保持闭口,最能固护和保养元气。若开口则元气走失,且病邪恶气从口而入,又会发生血绝即血脱(阴亏血虚)等症。凡夜卧开口,其牙齿为出入之气所触,后必招致齿病。凡睡卧张开口之人,牙齿无不提早脱落,可以用事实来验证。夜卧若能不将手放在胸部,即可避免发生惊险的噩梦。

肺脏在五脏之中,有如华盖(伞形遮蔽物)那样居于上部,主司发声。凡人躺卧,肺的一侧就会收敛,倘若说话,势必又将肺提起。肺一旦提起,则五脏尽皆摇动。好像钟磬一般,不悬挂则不发声。孔夫子所说"寝不语"的大意,也许就是如此。夜晚不要谈论鬼神、妖怪、盗贼一类的事,这些都是不吉祥的。夜卧尚且不可说话,何况是唱歌呢?非但损伤正气,而且也是不吉祥的。夜卧一旦醒来就用尽脑力冥思苦想,此种思虑的危害更是超过白天一百倍。

卧时头边虽不可透风,但也不可安放火炉。倘若被火气熏蒸,将使人头重目赤,乃至脑部易患痈疽疮疖⋯⋯夜卧不可放置灯烛之类,恐怕有明亮的火光照耀,就会使人神魂不安。

夜间如有事,或因小便起床出被窝时,先拍打心胸三五掌,恐怕刚从热被中出来,骤然遇到寒凉,容易发生感冒等疾病。即使是洗头洗澡,先将热水拍打心胸,恐怕骤然泡入热水会对身体造成突然刺激,也正是这个意思。

{专家点评}

本篇集中讨论了每夜调摄主要是有关睡眠养生的问题。明确提出,寝卧时一定要"先睡心",应一心一意、安安稳稳地思睡,不可任意思考其他一切问题。又谈到了安睡的各种注意事项,诸如睡姿以侧身屈膝为好,卧时不要言语和唱歌,不要用被子覆盖头脸,不要将手压放在胸心部位,不要张开口呼吸,头边既不可透风,更不可安放火炉,睡后不能有灯光照明等,这些都是十分可取的。

其中有两条很值得注意,那就是头边不可安火炉和夜卧后不可保持灯光。因头边有火则使人心烦,使人难以入睡。与之相反,睡卧时头部宜相对保持寒凉,有助于提前入睡和提高睡眠质量。睡卧后若有灯光朗照,非但使人心神不安,而且还会降低免疫力甚至直接成为致病因素。美国不久之前有研究报告显示:长期在昏暗的灯光下睡卧可能诱发抑郁症;又夜间的人造灯光会增加妇女患乳腺癌的风险。因夜晚睡眠时,大脑松果腺体所分泌的褪黑激素,可以抑制或延缓乳癌细胞生长,而明亮的灯光会阻碍褪黑激素在妇女体内生成,可使乳癌细胞失去应有的抑制而迅速生长。故夜晚宜熄灯而卧,最多只能使用微光灯。

在此还应指出一点,夜晚不按时寝卧,动不动就牺牲睡眠或透支睡眠,此种做法非常有害。须知长期不睡会急剧降低免疫功能和严重损伤大脑,使人精神涣散,记忆力差,心跳加快甚至精神错乱,导致神经系统和心血管系统崩溃衰竭。体质差的,连续四天不睡就会死亡;即使是身体强健的人,连续七天不睡觉,也会因器官衰竭而死亡。此话绝非危言耸听,确有事例为证。据媒体报道,2012年盛夏时节,一位年仅24岁的淘宝网店女店主,因连续几天通宵熬夜,最后竟然在睡梦中死去。她原本计划在当年10月结婚,便一边忙于筹备装修和婚礼,一边打理网店生意,竟至一连几天几夜不睡,最终导致猝死。长期牺牲睡眠或透支睡眠所造成的后果之严重,由此可见一斑,人们应当深深地引以为戒。

(四)春夏调摄

《长生秘诀》载有《春时调摄》与《夏时调摄》两文,前者十分简短,特将两文合并而改题为《春夏调摄》。

名著选录

春三月,乃万物发生之时,频宜行步,以和四肢,不可郁郁久坐也。

春时天气顿暖,不可顿减棉衣,须一重重渐减,庶不致暴寒。

夏之一季,是人脱精神之时,此时心旺肾衰,液化为水。不问老少,皆宜食暖物,独宿调养。

夏月不可用单席卧渗湿处,及冷石冷地上,以图凉快。渗湿透入筋脉,在上则面黄目浮,在下则股膝肿厥,入里则胀满泄泻,留表则头重身疼。在阳不去,则气血壅滞,在阴不去,则化水成形,或患筋麻痹痛足痿。予舍亲丁鳌,曾于夏月醉后,因凳在墙傍,遂倚墙而坐。不觉睡去,醒来自觉身体麻木,气血不和。自后凡遇阴雨便举发,疼不可忍,百药莫愈。可见倚砖墙尚致此患,何况湿地冷石乎?凡漆桌漆凳,或赤体单衣,亦不可贪凉坐卧,令毛孔闭塞,血气凝滞,为害不小。

夏月单衣不可坐冷石,寒气侵外肾,多患疝气偏坠。女人寒气入血室,则经不如期,或经行腹痛。夏月遇日晒热杌之凳、砖石之类,不可就坐,恐热毒侵肤,多患坐板疮或生毒疖。

四五月间天若久雨，室中可焚苍术，亦能避潮湿。夏月汗湿衣服，不可久着，令人发疮，须频频洗换为佳。凡日晒热衣服即穿着者，轻则汗斑，重则暴病。

夏月有事劳动，或饮食汤水，体若有汗，须任其出透。不可遽脱衣服，不可将湿布拭遏，亦不可扇。夏月不可以冷水洗手面，令人得虚热阴黄疾。

夏月不可露卧，生风癣冷痹。夏月夜卧，不可用扇，风入毛孔，最易成病。

夏月极热，用扇搧手心，则五体俱凉。夏月伏热，不可饮冷水冷物迫之，最是伤人。

夏季衣裳单薄，宜系棉布兜肚，日夜皆不可离。夜间睡着，恐被盖去体，有肚兜则无腹痛、泻痢诸患。

人到夏季，昼长夜短，日间身体困倦，未免昼寝。但不可在午饭之后即睡，恐饭食停滞，多成疾病。须在未食前睡，俟睡醒少停吃饮食。如吃过午饭，或觉困倦欲睡，可起来走动，或寻些事做，自然不即思睡。

夏至以后至秋分,须慎肥腻饼糯油酥之物,盖此物与酒浆瓜果相妨,病多由此而起。(《长生秘诀》)

}帮您解读}

春季三个月,乃万物萌发生长时期,应当到户外频频地散步,以便调和手足四肢,不可郁郁寡欢地长期呆坐在室内。

春季天气骤然变暖,不可突然猛脱棉衣,必须一层一层地渐渐减少,才不会急暴地患上风寒之疾。

炎夏季节,是人体精神亏虚的时候,此时心气很旺而肾气较衰,凡体内津液多易化成汗液。不问年龄老少,都应当吃温热的饮食,独自住宿进行调养。

夏月不可单独用席子寝卧于潮湿之处,或者冷石冷地之上,以此贪图凉快。湿邪穿透到筋脉之中,在上则面黄而眼目浮肿,在下则大腿与膝关节厥逆肿胀,入里则胀满泄泻,留于体表则头重而全身疼痛。湿邪停留在阳份不去,便使气血壅滞;停留在阴份不去,就会形成水肿,或者患上筋脉麻痹疼痛而两足痿弱。我家有位亲戚叫丁鳌,曾于夏月醉酒后,因凳子靠近墙壁,便倚墙而坐,不知不觉睡着了,醒来后自觉身体麻木,气血不和。从此以后每逢阴雨天便发作,疼痛不可忍耐,百药无效。可见倚砖墙而坐尚且招致此患,又何况是湿地和冷石呢?凡属油漆过的桌凳,在赤裸身体或穿单衣时,亦不可贪图凉快而坐卧于上,致使毛孔遇冷闭塞,气血凝结阻滞,其害处是不小的。

夏天穿单衣不可坐于冷石上,寒气侵袭男子外生殖器,大多易患疝气偏坠肿痛。女人寒气侵入子宫,则使月经不能如期,或者来月经时腹部疼痛。夏天遇上太阳晒热的凳子或砖石之类,不可以去坐,恐怕热毒侵犯皮肤,大多易患坐板疮(即痤痱)或其他热毒疮疖。

农历四五月间天若久雨,可在室内焚烧中药苍术,亦能避免潮湿之气。夏月汗湿衣服,不可久穿,使人易生疮疖,必须经常洗换才好。凡晒热的衣服,倘若立即就穿,轻则易生汗斑,重则易患暴病。

夏天有事劳动,或热汤饮食,体表若有汗,必须让汗出尽,不可马上脱掉衣服,不可用湿布擦拭来阻止出汗,也不可扇风。夏天不可用冷水洗手洗脸,否则使人易患虚热型的黄疸病。

夏天不可在户外露卧,否则易生体癣和冷痹等症。夏天夜晚睡卧,不可使用风扇,风入汗毛孔中,最易生病。

夏月天气极热,可用扇子扇手心,即可使头身四肢感到凉爽。夏月有伏热,不可饮用冷水冷物逼热外出,最易损伤人。

夏月衣服单薄,腹部宜系棉布兜肚,日夜皆不可脱离它。夜晚睡着以后,恐怕身上失去被盖,有兜肚护着就不会发生腹痛与泄泻及痢疾等症。

到了夏季,昼长夜短,人在白天身体困倦,未免想睡卧。但不可在午饭之后立即寝卧,恐怕腹内食物停滞,多易生病。必须在未吃午餐之前睡卧,等睡醒之后再吃些饮食。如吃过午饭之后,或者觉得困倦想睡,可起来走动一番,或者寻些事做,自然不会当即想睡。

夏至以后至秋分之前,必须谨慎地对待肥腻的肉饼、肉羹及油酥等类食物。大概这些东西极易与酒浆瓜果等互相妨碍,疾病大多由此而引起。

⁂专家点评⁑

以上谈了春、夏两季的摄生保养,而重点是夏季。酷暑季节,人们往往贪风纳凉和嗜食冷物,最易导致各种疾病。故石氏强调,夏季更应常吃热饮热食,少吃或不吃冷饮冷食及油腻食物;坐卧不可当风,不可贪风纳凉;汗湿的衣服要勤洗换,夜卧最好系上棉布兜肚;室内潮湿,可焚烧中药苍术予以熏蒸,有利于消毒杀菌。这些均可供参考。尤其值得注意的是,石氏提倡夏天午睡最好安排在午餐之前,这很有创见。大家知道,每天 11 时至 13 时为午时,养生家强调要睡好子午觉,上午 11 点多至 12 点多睡半个小时或四五十分钟,要算是标准的午觉。其次,中餐之前安排午睡,可以避饱食后立即寝卧的缺点。其三,由于餐前已经午睡,餐后稍作休息即可精力充沛地外出办事,更可提高办事效率。故石成金提出午睡应安排在午餐之前的倡议,更值得人们予以高度重视。

(五)秋冬调摄

《长生秘诀》载有《秋时调摄》与《冬时调摄》,前者很短。特将两者予以合并而改题为《秋冬调摄》。

﹛名著选录﹜

秋初余暑尚在,调摄宜同夏天。秋三月,天气消烁,毛发枯槁,棉衣宜渐增添。

冬三月,乃水藏水闭,血气凝涩之时,最宜固守元阳,以养冬气也。

冬月宜密室温净,衾服轻软。仍要暖裹肚腹,早眠晏起,以避霜威。朝宜少饮醇酒,略停一刻,然后进粥。其炙煿燥毒之物,尤切戒之。

冬月天寒,阳气在内,已自郁热,若更加炙衣重裘,近火醉酒,则阳气太盛,春夏之交,恐发时行热病。老人骨肉疏冷,风寒易中。若窄衣贴身,暖气着体,自然血气流通,四肢和畅。

冬月紧系棉暖腰于袄外,一身温暖。暖腰阔四五寸,长可周腰,三层短带内装棉。

冬月老人衰迈畏寒,可用锡造汤壶,或似小枕,下长方,上长圆,中间小口有盖,注热水,用布囊紧包,以避湿气。先时拥被围簇,临睡甚暖,又可温足,且远火气,无火毒,享用最妙之法。(《长生秘诀》)

ᒫ帮您解读ᒧ

秋初暑热尚在,调摄之法大体与夏天相同。秋季三个月,天气干燥而主肃杀万物,毛发变得枯槁,御寒的棉衣逐渐准备增添。

冬季三个月,水乃冰冻闭藏,也是血气凝聚瘀滞之时,最宜固守肾所藏的元阳之气,以便保养人的正气。

冬天宜居住在洁净的密室内,衣服被子当又轻又软,仍然要包裹好肚腹部位,早睡晏起,以便避开严霜之寒威。早晨宜少量饮用醇酒,稍停片刻,然后再吃粥。那些炙烤煎炸之物有毒害作用,尤其应当予以禁戒。

冬季天气寒冷,阳气潜藏在内,已自行产生郁热,如果再增添炙烤过的衣服或厚重皮衣,又靠近火炉醉酒,则阳气太盛,到了春夏之交,恐怕会发生时令性的温热病。老人骨肉疏松畏冷,易被风寒所伤,如能穿上贴身的窄衣,暖气附于体表,自然气血流通,四肢和畅。

冬季在棉袄外边系上暖腰带,一身都会感到温暖。暖腰带宽四五寸,长可围住腰,是一种用三层布制成而内装棉花的短带。

冬季老人年迈体衰畏寒,可用锡制造成汤壶,形似小枕头,下长而方,上长而圆,中间开小口有盖,注入热水,用布囊紧紧包裹,以便避免湿气。事先用被子簇拥着围紧,临睡时很暖和,又可温暖足部,而且远离火气,没有火毒,是享受保暖最为巧妙的方法。

〖专家点评〗

此篇名曰秋冬调摄,而重点在于冬季调摄。石成金家住扬州,室内没有北方那种热炕式的取暖设备,他设计制造的暖腰带、锡造汤壶等,很有南方人御寒保暖的特点。这些至今仍可为老年朋友特别是没有暖气设备的南方老年朋友,提供安全保暖过冬的有益启示。

(六)行旅调摄

〖名著选录〗

凡出外旅邸,到他乡别处,先买豆腐青菜吃过,则无不服水土泄泻之病。

凡出外,清晨须吃饱饭食,不可空心行路,免致感冒风邪。若是舟旅,饮食早吃不便,可带六味地黄丸,不论春夏秋冬,滚水服下三四钱,治事最妙。如无地黄丸,即单是熟地黄亦可。

凡舟中旅邸中,衣服单薄,骤遇暴寒,可将袜物裹于肚腹。因人身诸处还可受冷,唯腹冷即生病。

夏月走远路,满身热汗,切不可当风。不可急扇,

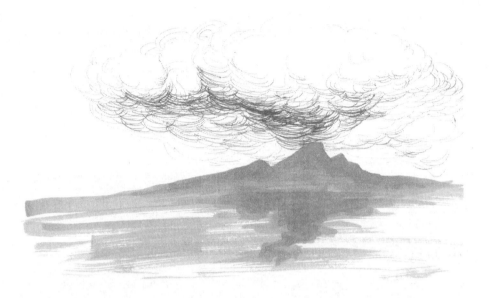

不可就脱衣帽,不可饮冷茶水,恐血气不常,生病。

夏月山行,遇有日晒泉涧水,有毒害人,不可饮。五六月泽涧中水,多有鱼鳖精遗内,饮之成瘕病。

天久阴雨,或入客馆,及久无人住之处,地土潮湿,或跋涉雨途,衣裳被褥潮渗,俱用苍术烧烟熏之,以避霉渗臭恶之气。又能驱逐邪疫山岚瘴疠。

大冻寒月,或骑驴马,或步雨雪之途,两足冻冷麻木。或归家,或入店肆,先用温火烘热,以手揉擦,令血脉回阳,再用热汤洗之。如不先烘,即用滚汤泡洗,麻木之足,不知滚热,冻血凝结,损筋伤络,而成废疾,终身大患。凡冒寒归来,不可就饮热汤,须稍停一刻,则无患。(《长生秘诀》)

{ 帮您解读 }

大凡外出住旅店,到了他乡别处,先买些青菜豆腐之类来吃,就不会发生水土不服和腹痛泄泻之类的疾病。

凡外出,清晨必须吃饱早饭,不可空腹走路,避免招致风寒感冒之类的疾病。如果是乘船旅行,吃早餐不方便,可携带一些六味地黄丸,不论春夏秋冬,用开水服下三四钱(9~12克),然后再去办事最妙。如果没有六味地黄丸,即便是单独吃些熟地黄亦可。

凡在舟船或旅店中,衣服穿得太单薄,骤然遇上暴寒,可将袜子等物裹在脐腹部位。因为人身其他部位尚可接受寒冷刺激,唯独脐腹部位受冷最易生病。

夏季外出走远路,满身出热汗,切不可当风坐立,不可急打风扇,不可立即脱掉衣帽,不可饮用冷茶水,恐怕血气不正常,容易生病。

夏季走山路,遇到被阳光照射的溪涧水,其中有毒而对人体有害,不可饮用。农历五六月间泽涧中的水,大多有鱼鳖之类遗精在内,饮用此种水易患症瘕。

天气连阴久雨,或者住进宾馆,以及长久无人居住之处,土地很潮湿,或者在雨中长途跋涉,衣服被褥有潮湿之气,都应当用苍术烧烟来熏蒸,以便避免潮湿霉变的臭恶之气侵袭人体,又能驱逐病邪瘟疫山岚瘴疠之气。

大寒冰冻之月,或骑驴马,或在雨雪途中步行,两足冷得很麻木。此时或回家,或进入一家店铺,先用火烘烤温热,用于揉擦,令血脉回阳转暖,再用热水洗脚。如不先烘烤,马上用滚烫的热水泡洗,恐怕麻木之足,不知滚热,冻血滞结,势必损伤筋络,而形成残废之疾,乃至成为终身大患。凡冒着风寒归来,不可立即饮热汤,必须稍停片刻再饮用,就不会

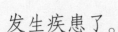

发生疾患了。

{专家点评}

本篇提倡旅游在外常吃青菜豆腐,可防肠胃疾病;一定要吃好早餐,不可空腹治事;途中不可饮用山涧水,两足受冻后,不可立即用滚烫的热水泡脚,这些都是十分可取的。其中还谈到途中最好常备一些六味地黄丸之类的药物,亦具有参考价值。六味地黄丸属中成药,由熟地、山茱萸、牡丹皮、山药、茯苓、泽泻等六味中药组成。功能滋阴补肾。适用于五心烦热、头晕耳鸣、失眠盗汗、口干咽燥、腰膝酸软、足跟疼痛、遗精滑精等症。现代药理研究表明,六味地黄丸具有增强免疫功能、抗肿瘤、降血糖、降血脂、降血压、抗心肌缺血、抗心律失常、保护肝脏、调节内分泌功能等作用,是一种良好的治疗药物,又兼具相当的保健功能。因此,不论居家,还是旅游在外,身边常备一些六味地黄丸之类的药物,是很有必要的。

又据媒体报道,瑞士苏黎世大学的研究人员最近发现,"旅行病"有性别差异。在旅途中,女性比男性更容易患腹泻或其他胃肠疾病、尿道感染;男性则易发烧,或者被蚊子、虱子叮咬后易染上疟疾、登革热和伤寒等。故旅游时,女性当多带止泻药,男性宜多备驱虫剂等。此说亦可供参考。

(七)酒后调摄

{名著选录}

凡酒后嗔怒,生痈疽。酒后谈论人之是非,惹灾招祸。酒后用冷水洗面,生黑斑耳疾。酒后便卧,成内伤积聚。酒后星露下睡卧,患风癣冷痹。酒后当风,染麻木不仁。皆须谨慎。(《养生镜》)

{帮您解读}

大凡饮酒后发生大的愤怒,易生痈疽。酒后谈论他人是非短长,招惹灾祸。酒后用冷水洗脸,易生黑斑眼病。酒后便卧,多成内伤积聚。酒后在露天之下

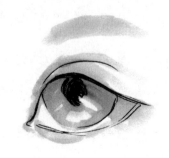

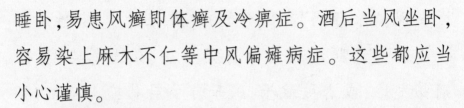

睡卧,易患风癣即体癣及冷痹症。酒后当风坐卧,容易染上麻木不仁等中风偏瘫病症。这些都应当小心谨慎。

⌇专家点评⌇

石成金在本篇中指出:酒后不可愤怒,不可议论他人是非短长,不可当风坐卧,不可露天之下睡卧。否则最易招病惹祸,教人予以高度警惕。这些都是十分可取的。

在此特别要指出,对于今人来说,尤其要严防酒后驾车。新近公布法律规定,严禁酒后驾车。倘若醉酒驾车,便是违法犯罪。这些年来,因醉酒驾车造成车毁人亡乃至严重交通事故的案例频频发生,单是造成多人死亡的恶性交通事故就发生了很多起。有好几个醉驾司机曾被判处无期徒刑,并且要对死难者及其家属进行经济赔偿。最近更有个别极其恶劣的醉驾司机被判处死刑,很值得人们深深地引以为戒。据媒体报道,2012 年 2 月 11 日,上海一家洗衣店的老板黄世华,在其妹夫家吃午饭时喝了 6 两高度白酒，下午 15 时许强行驾车与一辆出租车追尾后逃逸。当出租车司机驾车追上他拦住与之理论时，他却猛然开车将出租车司机压死，又猛烈撞击另一辆轿车，导致该车起火，并烧死车内两人，总共造成 3 人死亡。经公安机关检测，黄世华当日血液中的酒精含量为 2.12 毫克/毫升。在此之前，黄世华因酒后持火药枪射击他人胸部，于 2000 年 6 月被法院以故意杀人罪判处有期徒刑七年。2012 年 11 月，上海市一中院作出一审判决，黄世华犯以危险方法危害公共安全罪，被判处死刑。又分别赔偿死难者及其家属各项经济损失，共计 126.6 万元。2013 年 10 月 11 日，黄世华在上海被执行死刑。这是对醉驾犯罪者开杀戒的首例，社会影响很大。

有的人一贯我行我素，不把醉驾当作犯罪事件。殊不知醉酒驾车是在为他人和自己制造生命悲剧，最后必将以害人害己告终。

五 房事有节

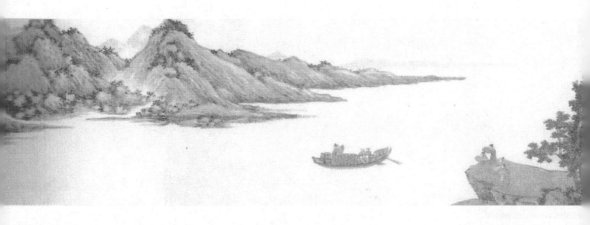

在石成金的《长生秘诀》和《长寿谱》两书中,均列有"色欲部";在《养生镜》一书里,又列有"房事部"。其内容则大同而小异。下面将以《长生秘诀》为主,兼顾其他两书,分别予以选录、解读和点评。

(一)房事论

{名著选录}

色欲一事,世人未有不好者。当时我夫子已说:吾未见好德如好色者。可见古人已然,不独今人而已矣。此事原不可禁戒,亦不必禁戒也。即如夫妻一道,乃五伦之一,假使尽戒,不几恩爱断绝,而宗祀后代俱无乎?此非吾儒训世之言也,但不可不加省节尔。

予见《保命切要》书所载八节九毒,三元五腊,诸神佛生辰,以及甲子本命,人神在阴等日,犯之,俱主损寿。此无他,不过欲人省节房事,养惜精神之意尔。妙则妙矣,似觉琐碎难记,予性又懒惰,且凡事多忘,安能查记如许日期乎?因自立简便一法,只八字曰:寒、暑、雷、雨、恼、怒、醉、饱而已。上四字乃天时所忌,下四字乃人体所戒,其衰老疾病,原须禁绝。能依此行,足可保延寿命。

至于人之疾病,由房事而起者居大半。即如风寒暑湿,偏是虚弱人所中,而壮实者,精神充足,虽触无伤。

又如人有恼怒气血未定而交合者,发痈疽诸毒;远行疲乏而交合者,阴阳偏虚,发厥自汗;勉强交合者,精耗肾伤,惊悸梦泄,使浊阴痿,小腹里急,面黑耳聋;服脑麝交合者,关窍开通,真气走散,重则虚眩,轻则脑泻;服丹石热药交合者,心火如焚,肾水枯竭,五脏干燥,必成痨瘵诸症;饱食交合者,气血流溢,渗入大肠,多成便血腹痛肠癖等病;醉后交合者,五脏俱伤;忍大便交合者成肠癖;忍小便交合者,得淋浊茎痛胞转,脐急痛等症。可见种种病根,多始于此,可不慎哉?

若夫无知妄作,恣意沉酣,更须切戒。予每见好色之辈,自己家室尚不满意,复包娼奸占,设计渔猎,无所不为。纵逃杀身刑狱之灾,多有成痨瘵者,有得阴证者,有患梅疮结毒囊溃者。及至病入膏肓,医药莫救。是徒适一时之乐,竟丧天生有用之身,一旦气绝身亡,事业无成,妻子更托谁耶?岂非好之太过而不省节之咎欤?真乃可叹可怜。(《长生秘诀》)

{帮您解读}

色欲一事,世人没有不喜好的。当年孔夫子就曾说过:"吾未见好德如好色者。"可见古人已是如此,不独今人是这样的。此事原是不可禁戒的,也没有禁戒的必要。就像夫妻关系之类,属五种人伦之一,假使全部禁戒,不是几乎断绝了男女之间的恩爱,而使祭祀祖先的后代也没有了吗?这绝非我们儒家所要教诲世人的言论,只不过色欲不可不加节制罢了。

我看到《保命切要》一书记载过许多房事禁忌,诸如八节(指立春、春分、立夏、夏至、立秋、秋分、立冬、冬至)、九夏(指夏季九十天)、三元(指农历正月十五、七月十五、十月十五为上、中、下三元)、五腊(指农历正月初一、五月初五、七月初七、十一月初七、十二月初八为五个举行腊祭的日子),各种神佛的生日,以及自己出生的甲子本命日,主宰人的命运之神在阴间行事的日子,都不能犯禁,否则都会减损人的寿命。此类说法并无别的,不过是想劝说人们节制房事,以便爱惜和养护精神之意。虽然谈得很奇妙,似乎觉得烦琐难记,我这人天性又懒惰,且凡事多易忘记,哪能记下这么多的禁忌日子呢?因而自己确立一个简便的禁忌方法,仅仅概括为八个字:即寒、暑、雷、雨、恼、怒、醉、饱而已。前四个字乃天时所忌,后四个字为人体之所禁戒。其他如衰老疾病,原来本该禁绝。倘能依此而行,就足可以保证延长寿命。

至于人的疾病,由房事而引起的占了一大半。就像风寒暑湿,偏是虚弱之人会中邪患病,而身体壮实者,精神充足,即使有所触冒也不会受到损伤。

又如人在恼怒而血气未定之时交媾,容易发生痈疽及各种毒疮;远行疲乏之后交合,将出现阴阳偏虚,或发生厥逆而大汗不止;体虚而勉强进行交合,将竭耗阴精而损伤肾脏,会出现惊悸梦泄(梦中泻精),小便混浊而阳痿,小腹里急,面黑耳聋。服龙脑(冰片)和麝香进行交合,将使关窍开通,真气散失,重则虚脱昏眩,轻则脑部清气流失;服丹砂等热药进行交合,心火上炎如焚,肾水下泄而枯竭,五脏干燥,必定易患肺痨病等症。饱食后交合,气血流散外溢,渗入大肠,多成便血腹痛下痢等症;醉酒后交合,五脏均受损伤;忍大便交合,易成肠癖(腹泻下痢);忍小便交合,易患淋浊、阴茎疼痛或女子转胞等症,以及脐腹部位疼痛等。可见种种病根,多与房事密切相关,哪能不慎重呢?

又如无知而胡作妄为的人,任意放纵房中之乐,更必须严加禁戒。我每次看到那些好色之徒,自家有妻室尚不满足,又想包养独占娼妓奸宿,多方设计渔猎,无不用尽手段。纵然能够逃脱杀身与刑狱之灾,多有患上肺结核的,有得性机能疾病的,有患上杨梅疮等疾病而阴囊溃烂的。等到病入膏肓之时,医药无法救治,这样徒然为了取得一时之快乐,竟然丧失了天生有用的身体,一旦气绝身亡,事业无成,妻子儿女又托付给谁呢?难道不是因为好色太过而不知节制的罪过吗?真是可叹又可怜啊!

〖专家点评〗

石成金鉴于某些养生著作对房事禁忌谈得过于烦琐,反而使人无所适从。因而自立简便之法,只提出在寒、暑、雷、雨、恼、怒、醉、饱及疲劳、衰老、疾病等情况下应当注意禁戒房事。大多谈得很合乎情理,且切实可行,因而是很可取的。特别是在恼怒、醉饱、生病、疲劳、衰老等情况之下,更要严禁行房,否则既严重摧残自己的身体,又极其有害于胎孕和优生优育,可说是有百害而无一利的。关于此类房中禁忌,特别值得人们牢记。此外,诸如不可强忍大小便行房,尤其是不可贪色纵欲,不可嫖娼宿妓等方面的谆谆告诫,更是值得人们予以高度重视。

(二)寒暑戒房事

〖名著选录〗

俗云:六腊不交兵,言夏季六月内多酷热,而冬季十二月内多严寒,此时交兵,彼此皆损。而交媾一事,比交战尤甚。因夏之一季,是人脱精神之时,心旺肾衰,液化为水,至秋始凝,此季最难调养。其冬至后乃一阳初生,其气尚微,易于伤伐。善养生者,于夏、冬二至前后一月之间,酷热严寒之际,不拘老少,皆宜禁欲独宿,保养元气,乃却病至要之法。

予邻人江鹏,年将九十,康健犹如壮年。问其养寿之法,无他奇秘。唯少壮时,六腊寒暑之月,独宿静养,是以至老不衰,且无疾病之苦。信不诬矣。(《长生秘诀》)

天时炎热寒冻,无论老少,须加保重,度此危关,已属万幸。若加房事,鲜不致病损寿。予友夏会宗,老而康强。自言无他奇术,唯于少壮时,五六两月,及冬至前后两月,独宿保养。予深敬服。唯是夏热赤体,冬寒偎傍,邪兴易起,当另具坚忍之心戒之。(《长寿谱》)

§帮您解读§

俗话说:农历六月和腊月(十二月)不交兵打仗。

是说夏季六月多酷热,冬季十二月多严寒,此时如果打仗,彼此都会遭受损失。而两性交媾之事,比交战还要厉害。因为夏天这个季节,是人体精神虚脱之时,心火旺而肾水衰,体内津液容易化为汗水,要到秋天才能凝聚,故此季最难调养。冬至后乃一阳初生之时,阳气尚微弱,易被攻伐伤害。善于养生的人,在夏至和冬至各自前后一个月之内,正当酷热与严寒之时,不限年龄老少,都应禁戒色欲而独宿,以便调养和保护元气,乃防病健身最为重要的方法。

我的邻居江鹏,年纪将近九十,身体健康得像壮年人。问他有何养寿方法,回答说没有其他私藏秘诀,只是在少壮之时,每逢农历六月与十二月这两个最热和最冷的时节,坚持独宿静养,因此至老不衰,且无疾病之苦。他的这番话是完全可信而无欺假的。

天气炎热或严寒冰冻之时,不论年龄老少,均必须加倍保重。能度过此一难关,就要算得万幸了。此时若增加房事,很少不招病损寿的。我的朋友夏会宗,年老却很康强。他自己说没有什么奇术,只是在少壮时,五六两个月,及冬至前后两个月,都坚持独宿保养。我对此深表敬服。只是夏季炎热,人常赤身裸体,冬季严寒,则多互相偎伴,性欲最易萌发,当另具坚忍之心来加以禁戒才行。

{专家点评}

上述两段文字表明,石成金依据老邻居江鹏和老友夏会宗的切身体会,总结出农历六月和十二月,也就是夏至和冬至各自前后一段时间内,当坚持禁戒房事,独宿静养,这对健身防病和延年益寿来说,都是大有好处的。此类论述谈得很实在,非常值得广大中老年朋友阅读和参考。

(三)雷雨戒房事

{名著选录}

·有识之人,凡闻雷声,即不仰卧;遇起狂风,不敢高语,所以存敬畏也。盖暴风疾雨,或雷轰电掣,皆天地威怒之候,此时应当静坐敬畏以避之,岂可为交媾之事乎?譬如父母威怒,其子孙除不惧怕,反加嬉笑，则父母未有不责罚之理。凡有雷电，或大风太雨之时，若犯房事，不独生灾损寿，倘一有孕，日后生子，定是不仁不义，忤逆凶恶之人，且多相貌丑怪残缺者，可不慎哉！（《长生秘诀》）

圣人以迅雷风烈必变，所以敬天之威怒也。此时若犯色欲，不独损寿，抑且生子逆恶异常，可不慎哉！（《长寿谱》）

帮您解读

有见识的人，大凡听到雷声，即不仰卧；遇到刮狂风时，不敢高声说话，由于心存敬畏之故。大概暴风急雨，或者电闪雷鸣，都是天地盛怒之时，此时当静坐敬畏加以躲避，哪里还敢行房中之事呢？好比父母在严威发怒时，其子孙除了不惧怕之外，反而加以嬉戏，则父母没有不责怪的理由。凡有雷电，或大风大雨之时，若犯房事，不但生灾损寿，倘若一旦怀孕，日后生子，定是不仁不义、忤逆不孝而又凶恶之人，且多相貌丑怪或肢体残缺者，难道可以不谨慎吗？

圣人认为迅雷烈风必定引起变化,因而敬畏上天之威怒。此时若犯色欲,不但减损寿命,而且生子逆恶异常,哪里可以不慎重呢!

{专家点评}

石氏认为大雷暴雨之时要禁戒房事,这是很有道理的。因为大雷暴雨使人惊恐不安,此时若行房,非但损伤自身健康,一旦交合成孕则对优生优育很不利。至于石氏所言大雷与暴风雨是上天发威怒之说,则是不足为信的。

(四)虚弱戒房事

{名著选录}

今人心思伶俐,自十四五岁童心,已无所不知,每每破身早,而弱根悉由于此。何况生来充实者甚少,虚弱者颇多,若留恋纵欲,自然疾病丛生,医药难效。将有用之身,一旦长往,可不哀哉!

人身秉精血而成。生若虚弱,譬如树之根本已空,全赖栽培度日,倘再风摇斧伐,鲜有不倾倒之木矣。

唐司空图诗云:"昨日流莺今日蝉,起来又是夕阳天;六龙飞辔长相窘,更忍乘危自着鞭!"盖流莺者春也,蝉者秋也,言春秋之景易换,犹如昨日今日耳。方始早睡起来,忽又夕阳晚到,则日之易迈,何迅知之?此是驭驭之六龙,已催人年寿急迫矣,乃乘危着鞭而自促其年乎?诗中"更忍"二字,与一"自"字,深有意味。戒色诗颇多,唯此四句,词雅而意切。至若"二八佳人体似酥,腰间仗剑斩愚夫,虽然不见人头落,暗里催君髓骨枯。"意虽警切,而词近俚矣。

　　昔包承斋恢,年已八十八,以枢密登拜郊台,精神老健。贾似道问之,必有摄养奇术。恢曰。"有服丸子药,乃不传之秘方。"似道坚叩之,恢徐曰:"老汉全靠吃了五十年独睡丸。"满堂大笑。予谓人能服独睡丸怡养,再加以食半饱法自辅,寿之延长,定可保矣。

　　有一等人,纵情色欲,有病则仗药饵医治。殊不知去已精华,服彼草木,正谚语所谓"抛了黄金抱绿砖"也。古人云:"服药千朝,不如独宿一宵。"真至言

也。(《长寿谱》)

⦃帮您解读⦄

今人心思聪明伶俐,从十四五岁起的孩童心目中,已经无所不知,常常因此而破身太早(即开始过性生活的时间太早),而身体虚弱的病根大都出于此。何况生来充实的人较少,而体质虚弱的人颇多,若留恋于放纵情欲,自然会使疾病丛生,医药难以救治。将有所作为的身体,一旦永远抛离人世,可以不感到悲哀吗?

人身本由精血构成。生来如果虚弱,好比树的根部已空虚,全靠栽培养护才能生存。倘若再经狂风猛吹或刀斧砍伐,就很少有不倾倒的树木了。

唐代诗人司空图曾题诗说:"昨日流莺今日蝉,起来又是夕阳天;六龙飞辔长相窘,更忍乘危自着鞭!"大概流莺代表春天,蝉声代表秋天,是说春天的景物很快变成了秋色,好像昨日很快又变成了今天。刚刚还是早睡起床,忽然又是夕阳晚景,那么时光之容易消逝,为何如此之迅速啊?这是用驾车的六匹龙马跑得飞快做比喻，已表明催促人的年寿之急迫与短暂了，哪能快马加鞭更加促使自己短命呢？哎，世上那些快马加鞭促使自己更为短命的人，与寄生于天地而朝生暮死的蜉蝣又有什么

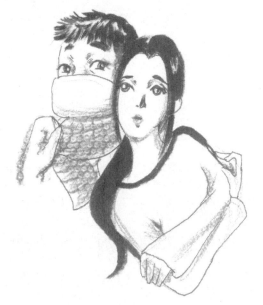

区别呢？诗句中"更忍"二字与一"自"字，更是深有意味。戒色诗颇多，唯有这四句诗，词语文雅而意义贴切。至于什么"二八佳人体似酥，腰间伏剑斩愚夫，虽然不见人头落，暗里催君髓骨枯"，意思虽较贴切，但词句似乎太粗俗了。

南宋时有个叫包恢的人，年纪已经八十八岁，他以枢密院长官的身份登台参加郊祭，年虽老而精神健旺。当时的丞相贾似道(大奸臣)询问他，言其必有摄养奇术。包恢说："我有一服丸药，乃不传授给外人的秘方。"贾似道坚持追问他，包恢慢条斯理

地回答说:"老汉我全靠吃了五十年独睡丸。"满座的人听了哈哈大笑。我认为一个人能坚持独睡而注重颐养,再加上饮食有节而只吃半饱的方法作为辅助,寿命之能够延长,肯定是可以得到保证的。

有这么一些人,任意放纵色欲,有病便依靠药物来医治。却不懂得自身的精华已经失去,而依靠服中草药来加以调补,正如民间谚语所说:"抛了黄金抱绿砖。"古人说:"服药千朝,不如独宿一宵。"真要算是至理名言了。

{专家点评}

本篇明确指出,早婚和纵欲,是造成体弱多病的重要原因之一。有的人平时沉溺于酒色,肆意行房,乃至病入膏肓才到处求医问药,然而颓势难挽,神医莫救。即使是健康人,房事也必须量力而行,有所节制;至于体弱多病者,更应注意禁戒,绝不可为贪图房中之乐而搞背水一战,否则雪上加霜,后果极其严重。"服药千朝,不如独宿一宵。"南宋包恢所言服"独睡丸"长寿的经验,非常值得体弱多病者重视。但话又说回来，病弱者应积极进行治疗和调养，争取能早日恢复正常的夫妻生活。否则长期让对方牺牲"性福"，久而久之有可能导致夫妻感情不和，甚至还可能使家庭破裂和解体。这样的事例亦不少，同样很值得人们注意。

(五)疾病戒房事

⦃名著选录⦄

身染病，或病愈之后，此时气血虚弱，切须戒绝房事。譬如一堵土墙，根基为水浸透，倘再加人力推摇，鲜不倾颓矣。(《长生秘诀》)

⦃帮您解读⦄

身染疾病，或病愈之后，此时气血虚弱，切记必须戒绝房事。好比一堵土墙，墙基已被水浸泡透了，倘若再用人力去推摇晃动，很少有不倒塌的。

⦃专家点评⦄

石氏用水浸土墙做比喻，表明生病期间或大病初愈之时，人体已很虚弱，此时必须严禁房事。否则就会加重疾病，或者导致旧病复发，乃至造成难以预测的严重后果,这是不言而喻的。

(六)衰老戒房事

⦃名著选录⦄

人到五旬以后,如日已衔山,血气精神,渐渐衰老,已是有限光阴。世上焉有百岁之人耶?此时凡事皆宜省节,何况色欲? 就如看书眼花,走路脚软,饮酒气喘,多语痰生,俱非少年比也。须当事事看破,谨戒房事,使我精神坚实,自然百病潜消,而延年永寿矣。

至于身体素弱之人,年虽未老,精神早已衰疲,亦须节欲保固。大约人全以精神为主。俗云:油尽灯灭,髓竭人亡,添油灯壮,补髓人强。是以孙真人曾说:"年高之时,血气既弱,阳事轻盛,必慎而抑之,不可纵心竭意。一度不泄,一度火灭,一度增油;若不制而纵情,则是膏火将灭,更去其油。"最确之论。

予尝见年老之人,不惜精神,勉强房事,乘兴快意。更有或娶美妾,或亲少妇者,皆是速死之道。良可叹也,悲夫! (《长生秘诀》)

人年半百以后,精神气血渐次日衰。譬如油少之灯,若不添油,再加灯草多耗,欲灯之不灭,何可得乎?前人云:油尽灯灭,髓竭人亡,甚可畏也。每有一等老人,精气已衰,犹勉强房事,自促其寿,真可叹可怜。

杨诚斋尝谓好色者曰:"阎罗王未曾相唤,子乃自求押到,何也?"予谓此即着鞭自促之意。

世有一等人。年至五十多岁,间有强健而稍存余资者,则思娶妾纳婢,以取欢乐。全不想衰老之人,何能抵敌少妇?且老虽爱少,其奈少不爱老,憎念一生,烈妇难守,何况妇非贞烈者多乎!妄图一时幻欢,自讨无限苦恼,深可叹也。(《长寿谱》)

{帮您解读}

人到了五十岁以后,无论气血精神,都渐渐变得衰老,纵然能活到百岁,时光也是很有限的了。世上哪能见到几个百岁老人呢?此时无论什么事都宜简省节制,又何况是色欲呢?例如看书眼花,走路两脚发软,饮酒便会气喘,多说几句话则生痰涎,都不是青少年时期可比的。必须事事看得透,谨慎地禁戒房事,使自己精神坚固充实,自然各种疾病就会暗自消失,而能做到延年益寿了。

至于身体素来虚弱之人,年虽未老,但精神早已衰疲,也必须节欲固精。大约人全以精神为主。俗话说:油尽灯灭,髓竭人亡;添油灯壮,补髓人强。因此唐代孙思邈曾说:"年高之时,血气既弱,阳事轻盛,必慎而抑之,不可纵心竭意。一度不泄,一度火灭,一度增油;若不制而纵情,则是膏火将灭,更去其油。"这是最为确切的论述。

我曾见到有的老年人,不护惜其精神,很勉强地过性生活,乘着高兴而只求快乐。更有老年人或娶美女为妾,或者与少妇亲近,可说是速死之道。的确值得大为叹息,也是很可悲的啊!

人年半百以后,精神气血日渐衰退。好比油少之灯,若不添油,再加灯草多消耗油,想要灯不熄灭,怎能做得到呢?前人说:油尽灯灭,髓竭人亡。这话是很可怕的。总有这样的老人,精气已衰,还要勉强行房,自己促使短命,真是可叹又可怜啊!

南宋诗人杨万里曾对好色者说:"阎罗王不曾来召唤,你为何自求押解到那里去呢?"我认为这话恰好与唐代司空图"更忍乘危自着鞭"那句诗的意思互相吻合。

世上有一类人,年至五十多岁,间或身体强健而稍有积蓄资财,就想娶妾纳婢,以求取欢乐。全不想已是年老体衰之人,怎么能敌得过少妇呢?且老男虽爱少妇,无奈少妇不爱老男,憎恶的念头一旦产生,即使是贞烈之妇也难以自守,何况不属贞烈之妇者更多呢?妄图追求一时之欢乐,却自讨无限的苦恼,令人深感可叹啊!

专家点评

老年人该如何对待房事?未可一概而论。对于健康老人来说,适度地安排房事,更有利于身心健康和延年益寿;而对于体衰多病的老年人来说,当以禁绝房事为佳。石成金指出,衰老之人若"不惜精神,勉强房事""娶妾纳婢,以取欢乐""或娶美妾,或亲少妇者,皆是速死之道",其结果只能是"自促其寿"。对于石氏的这类告诫,亦很值得今人重视。

(七)恼怒戒房事

｛名著选录｝

人遇有事,忧愁恼怒,则神思疲惫,全要安静怡养。世人不知,或寻房事以消遣。殊不知神疲之际,又竭其精,譬如天气大旱,又遭飞蝗,不几禾苗殆尽,欲人民安居乐业,何可得哉?予故曰:恼怒房事,大非摄生之宜。(《长生秘诀》)

男女交合,乃欢乐事也。人或有忧愁恼怒,每以房事消遣。殊不知忧怒既伤于神,色欲又伤于精,精神既伤,此危道也。明达之人,何可以性命自陷于危乎?(《长寿谱》)

｛帮您解读｝

人每遇到不顺心之事,容易产生忧愁恼怒情绪,就会神思疲惫,全要靠安静颐养。世人不懂得这一点,有的便寻找房事之乐来予以消遣。殊不知在神疲之际,又竭耗阴精,就好比天气大旱,又遭飞蝗之灾,差不多禾苗全都枯尽。在此种情况下要想求得人民安饱乐业,又哪有可能呢?所以我说:恼怒之时行房,大非摄生之所宜。

男女交合,乃欢乐之事。人或有忧愁恼怒,每每用房事来消遣,殊不知忧怒既伤人之神,色欲又伤人之精,精与神二者皆伤,这是很危险的。明达道理之人,哪里可以将性命陷入危险之中去呢?

〖专家点评〗

石成金说得很对,性生活只能在夫妻双方精神愉悦的情况下进行,如一方有忧愁恼怒悲伤等不良情绪,是绝对不可行房的。否则只能是雪上加霜,非但得不到性快感,反而会加倍损伤身心健康;倘若在此种情况下交合成孕,则所得胎儿不佳,势必严重影响优生优育。

(八)醉饱戒房事

〖名著选录〗

孙真人修养诀云:醉饱若行房,五脏皆反覆。极言五脏动摇,谨戒勿犯也。大约人于醉酒之后,血脉奔乱,神气昏败。此时虽静卧颐养,尚恐酒毒停聚,腐伤脏腑,致害不小,何况交合乎? 凡饱食之后,脾胃为饮食胀塞,自必气壅难运。此时若又交合,则是脾土肾水两脏俱伤,岂不危乎? 故色欲唯醉饱之后,尤须切戒。(《长生秘诀》)

昔人云:醉饱莫行房,五脏皆反覆。极言其大有损伤也。但酒醉行房,则血气流溢,渗入大小肠腑,多成便血、肠癖、血淋、痈疽、痔毒等症。食饱行房则脾胃损伤,多成中隔气鼓脐痛偏枯等症,不可不慎。(《长寿谱》)

帮您解读

唐代孙思邈养生要诀说:醉饱若行房,五脏皆翻覆。极力说明五脏摇动有害,告诫人们不要这样做。大概人在醉酒之后,血脉奔流混乱,神气昏迷败坏,此时即使静卧颐养,尚且恐怕酒毒停聚,腐伤脏腑,致害不少,何况是进行交合呢? 大凡饱食之后,脾胃为饮食所胀塞,必定气血瘀阻而难以运行。此时若又交合,则是脾土肾水两脏均受损伤,哪有不危险的

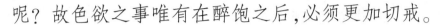

呢？故色欲之事唯有在醉饱之后，必须更加切戒。

昔人说：醉饱莫行房，五脏皆翻覆。此话极言大有损伤。但醉酒之后行房，则气血流溢，渗入到大小脏腑，大多成为便血、肠癖(腹泻)、血淋、痈疽、痔疮等症。食饱行房则损伤脾胃，多成中焦阻塞而脐腹胀痛乃至中风偏瘫等症，不可不慎重对待。

〖专家点评〗

石成金说得很对，人在醉酒饱食之后，尤须切戒色欲，绝对不可行房。否则既严重摧残自己的身体，招致种种疑难疾病，又会带来其他消极后果。若在此种情况下交合成孕，很可能生下白痴或智能低下的孩子，对优生优育极其不利。晋代大诗人陶渊明嗜酒成癖，他几乎天天醉酒，而其诗亦篇篇有酒。结果他的五个儿子皆智能低下，有的长到 13 岁还"不识六与七"。他在《责子诗》中埋怨自己命不好，便在诗的末尾写道："天运苟如此，且进杯中物。"殊不知此种命运正是嗜好"杯中物"所造成。

(九)邪淫之祸害

｛名著选录｝

万恶淫为首。要知奸淫一事,乃世间最重之过恶,最惨之祸害,最速之报应。古人云:"淫人之罪,加杀人数等。"盖淫心一起,夺人之爱,妒人之有,恨人之阻,诸恶由此而起,是过恶之最重也。

古人云:"赌近盗,奸近杀。"盖男女婚姻,有一定之配合,切莫邪淫。假如他人奸你妻女,你心如何?每每人命大案,非谋杀本夫,即奸夫被杀;非强奸不从而杀,即彼此忌奸而杀。是奸与杀,原是相连。行奸图一时之乐,多至丧命辱亲。须知被人杀,与杀人偿命,总为极苦,是祸害之最惨也。古人又云:"淫人一妻,还人一女。"我眼见许多淫人妻女者,不久妻女亦被人淫,总在本身亲受,不能待至子孙后代,是报应之最速也。我劝你们各守淫戒,既无过恶,又不丧身,岂不妙哉!(《养生镜》)

｛帮您解读｝

万恶淫为首,要知道奸淫一事,乃世间最重之过错与罪恶，最惨烈之祸害，最快速之报应。古人说："淫人之罪，加杀人数等。"因为淫心一起，就会夺人之所爱，嫉妒他人有美貌妻妾，痛恨别人来阻止，诸恶由此而引起，是过错与罪恶中最重的一种。

古人说："赌近盗，奸近杀。"大概男女婚姻，都有一定的配合，切记不要淫邪。假若别人强奸你的妻子和女儿，你的心情又会怎么样呢？每次发生人命大案，不是奸夫谋杀本夫，就是奸夫被杀死；不是妇女拒绝强奸被杀，就是彼此怀疑有奸情而被杀。这奸与杀，原来是相连在一起的。行奸图得一时之乐，大多导致丧命辱亲的后果。应当知道，被人杀与杀人偿命，都是令人极其痛苦的事，是祸害之中最为惨痛的。古人又说："淫人一妻，还人一女。"我亲眼见到许多奸淫别人妻女的，不久自己的妻女也被别人奸淫，总是本人亲身受到报复，不可能延迟到子孙后代，这是报应之中最为迅速的。我规劝你们每个人都要各守淫戒(有关两性关系的法制与道德约束)，这样既不会发生过错与罪恶，又不会丧失生

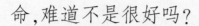

命,难道不是很好吗?

┊专家点评┊

石成金此文,很有现实教育意义,很值得认真一读。"万恶淫为首",淫邪之心是导致过错和犯罪的重要根源之一。"赌近盗,奸近杀",这是人生经验的总结。从古至今,因赌博输钱而偷盗,因婚外奸情而导致的杀人案件还少吗?一些官员因婚外之情而大肆贪污腐化,最终不但身陷囹圄,甚至要被判处极刑,这样的事例亦不鲜见。人们应当遵守婚姻与两性关系的法纪与道德,不要搞婚外情或滥搞两性关系,那样实有百害而无一利。一项研究显示,发生婚外性关系的男子,由于在偷情过程中心理压力很大,因而更易患心脏病,其猝死率比一般男子要高出30%左右。这对有婚外情的男子也是一个警示。在此特别要提醒广大青少年男女注意,一定要严肃地对待两性关系,否则后患无穷。最近,据中国社会科学院有关专家透露,未成年少女做人流者愈演愈烈,手术患者达到40%~50%。到南京市妇幼保健院做人流的未婚少女占40%以上。广西南宁一个9岁女孩堕胎,与之发生关系的竟是一个13岁男孩。少年男女,甚至还是儿童,如此之早就发生两性关系,将对其日后的生长发育乃至身心健康产生极大的危害。针对他(她)们,更要进行"万恶淫为首"的教育,并要深深地引以为戒。

(十)宿娼之祸害

﹛名著选录﹜

奸淫人之妻女,是世间最重之过恶,世人知者多矣。乃有一等人,以娼妇妓女,非良家妇女可比,且用银钱去嫖,似乎不伤道德,不为过恶。殊不知娼妓下贱,真情实意者,百中无一;大概是假意虚情,哄骗人之钱财。一入其彀,必致事业荒废,家产销耗,甚可惧也。

又可嫌者,凡为娼妓,送张迎李,身体不洁,患秽毒梅疮者十有八九。一染其毒,痛楚莫申;虽求请名医,百般治疗,亦是为难。即侥幸治好,其余毒传染妻妾子女,或致夭折,或生恶疮,往往有灭绝其嗣

者。呜呼!贪一时之乐,而贻无穷之忧,岂不哀哉?岂不哀哉?(《养生镜》)

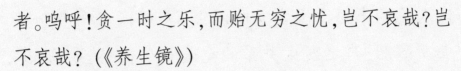

帮您解读

奸淫别人的妻女,是世间最严重的过错与罪恶,世人懂得此一道理的较多了。然而有一类人,认为娼妇和妓女,不是良家妇女可以比拟的,就花费金银去嫖,似乎这不会违犯道德,不算是过错和罪恶。殊不知娼妓下贱,有真情实意的,百个之中找不到一个,大多是虚情假意,都是为了哄骗别人的钱财。一旦进入她的圈套,必定导致事业的失败或荒废,家资财产全都罄尽,那是很可怕的。

又有一点可厌恶的,凡为娼妓,送张迎李,身体很不洁净。患有秽毒及杨梅疮等性病的占了十分之八九,一旦染其病毒,其痛苦之状无法表述。即使求请名医,百般进行治疗,也是很难医治。就算侥幸能治好,其余毒传染给妻妾子女,或者导致夭折早死,或者生长恶疮,往往有因此丧失生育能力而成为断子绝孙者。哎呀,贪一时之欢乐,而留下无穷的忧患,哪有不悲哀的呢,哪有不悲哀的呢!

{专家点评}

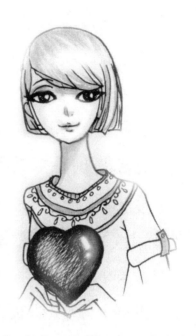

石氏此文为上文的姊妹篇,同样值得认真一读。本篇对嫖娼宿妓的种种祸害, 可谓描写得淋漓尽致。嫖娼固然要花费金钱,消耗资财,这对经济条件好的人来说, 也许不算一回事, 但嫖娼宿妓的最大危害是传染各种恶性疾病,诸如性病、艾滋病等等。即使是杨梅疮等性病,也是一害自身,二害妻子儿女;至于被称为超级癌症的艾滋病, 其主要渠道就是通过不洁性交来传染的。一旦传染上艾滋病,非但危害自身与家属,而且对整个社会也将造成危害。正如石成金所说:"贪一时之乐,而贻无穷之忧,岂不哀哉,岂不哀哉! "

在此特别要提醒注意,我国当今还出现了性早熟少年嫖娼的事件,非常值得关注。据媒体报道,不久之前,北京某中专一男生黄海(化名)花 100 元到发廊嫖娼,被警方抓获。北京通州区某中学一名 15 岁的高一学生,看到招揽嫖客的野广告后,便将自己积攒多日舍不得花的零用钱,"订购"了一名小姐为自己提供特殊服务。西安市一名初中三年级学生小海,从家中偷出 20 万元,住五星级大酒店总统套间,与两个女子嫖宿 5 天,每天房费 13 000 元。他们在郑州机场准备上飞机前往上海时,因小海神色慌张而被警方抓获,事情才真相大白。当地一家报纸以《14 岁少年携巨款包娼旅游》为题,对此事作了详细报道。由此可见,反对卖淫嫖娼的教育千万不可忽视,而且必须从青少年抓起。做老师和家长的固然应当高度重视,整个社会亦不可轻忽。

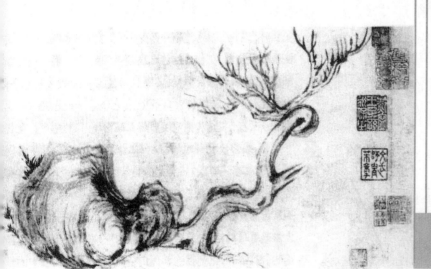

六 论淑身八字

《长生秘诀》载有《淑身八字》,专论伦、德、畏、勤、谦、和、愚、乐八个字在修身养性中的重要作用。前有小序,然后再对上述八字分别予以选录、解读和点评。

{名著选录}

人生之真实受用,不过福与寿而已矣。譬如无灾无病,兼有子禄妻财,岂非莫大之福耶?凡六十岁以外,皆谓之高寿,若至八九十岁,则又难得之上寿矣。然此福寿,谁不欲之?究竟能不能享者,以其能受用与不能受用尔。

予少年时,骄傲性成,目空一世。父命习医,予习不久而自为弃去。其出言行事也,全不知有中正当然之理。凡有利己之事,则不问他人之益否。倘人或少隙,虽争斗刑讼,赴汤蹈火,必欲报复而后已。即一言之微,毫不逊让。至于处己待人,一味任意疏狂。未几遭际坎坷,其斗殴辱詈,不时常有。始染疫痢,几至不瘳;江舟遇风,几至沉溺。种种凶灾,可谓备罹于身矣。岂非向之存心未厚而至此欤!

一日于窗下读书，心有所悟，顿自悔过。乃自撰淑身八字曰：伦、德、畏、勤、谦、和、愚、乐。于是时刻纪念，身体力行，性情以此更变。至今二十年来，不仅争讼构难之事绝无，即口角微嫌亦不至矣。无论天灾危病之厄远避，即感冒、疥疮亦不沾体矣。今则儿女满前，虽家贫微贱，且喜衣食粗足，无啼饥号寒之苦。俯仰无愧，安然自适，比较向之危难，不啻天渊。以此至老，不知受用几何耶？乃应验如响，皆此八字之功。此八字者，可为渡生宝筏，救世金丹也。与其秘于一身，孰若公诸天下？因授于世，愿人人勉励力行，则一生受用，真无尽藏矣。幸勿以常言而弃之。

〖帮您解读〗

对人生真实受益有用的，不过是福气和寿命罢了。比如没有灾害和疾病，兼有妻子儿女与财产及官爵，难道不算是最大的福气吗？大凡活到六十岁以上的人，都称得上是高寿，如果能活到八九十岁，就要算是难得的上寿了。然而这样高的福寿，又有谁不想要呢？究竟能不能享受到，就要凭各人的具体条件看能不能享用了。

我在少年时期，已形成骄傲性格，目空一切。父亲叫我学医，我学习不久就自动放弃。每当说话行事，不懂得有适中和顺其自然的道理。大凡对自己有利的事，就不问是否对别人也有利。倘若与别人稍有嫌隙，即使发生争斗与诉讼，哪怕是赴汤蹈火也在所不惜，必定进行报复而后已。即使是一言一语的微小事，也毫不谦逊退让。至于为人处世与待人接物，总是任意放纵而不检点，乃至与人搏斗辱骂之事，也时有发生。没有过多久，便遭遇到不少的人生坎坷，开始染上疫病和痢疾，几乎无法治愈；在长江乘船遇上狂风，几乎遭翻船落水溺死；各种各样的凶险灾难，可说全部被我碰到了。这难道不是因为过去不注重道德修养所造成的吗？

一天在窗下读书，心中有所感悟，突然想到要悔过自新。因而自己撰写了修身向善的八个字，叫做伦、德、畏、勤、谦、和、愚、乐。于是时刻牢记在心，亲身实践推行,性情便因此而发生改变。至今二十多年来,不仅与人诉讼争斗惹祸的事绝对没有,就连与人发生口角或微小嫌隙的事也没有了。无论天灾或生重病一类厄运均已经远远避开了,就连感冒、疥疮之类的小毛病也不再沾染身体了。今则眼前站满儿女,虽然家境较贫寒而地位低微,但可喜的是衣食粗略充足,没有为饥寒发出啼叫的痛苦,仰观俯视都无惭愧,安然自适,同以往遭遇危难相比,不仅有天渊之别了。运用这八个字来指导终老一生,不知会得到多少益处啊!其效验竟然如此明显,全是这八个字的功效所致。这八个字,可说是渡过人生一切艰险的宝舟,拯救世人的灵丹妙药。与其私自秘藏于身,又哪能比得上公布于天下更好呢?因而传授给世人,希望个个互相勉励实行,就能一生都很受用,真正称得上是无穷无尽的宝藏了。希望人们不要把这些话当作老生常谈而随意抛弃掉。

｛专家点评｝

石成金认为,要健康长寿,就必须讲究做人处世,注重思想品德修养。他明确提出,要以所谓淑身八字即伦、德、畏、勤、谦、和、愚、乐来解决此一问题。意即养生者当重视人伦,讲究道德,有所畏惧,勤勉不懈,谦虚谨慎,和蔼可亲,愚拙自守,怡然自乐。这样一来,必定人际关系和谐,生活安稳自适,心情愉悦快乐,自然有利于延年益寿。下面将对上述淑身八字分别予以译述。

(一)伦

〖名著选录〗

君子务本,本立而道生。所谓本者,虽不外乎孝悌,然当以五伦为的。五伦者何?君臣、父子、兄弟、夫妇、朋友是也。臣事君以忠,子事父以孝,兄弟让,夫妇和,朋友信,此五伦之大纲。伦之于人,譬如树之根本,根本若坏,其枝叶萎落,可坐而待之。若人伦有亏,虽使学艺精工,官爵高显,亦何异能言之鹦鹉,文绣之牺牲矣!但大伦既亏,良心必丧,清评月旦,定丑其非,而天地鬼神尤炯其鉴,安望其人复有受用哉?(《长生秘诀》)

帮您解读

君子要追求做人的根本,根本立起来了,道德就会形成。所谓根本,虽然不外乎孝悌,然而应以五伦为标准。什么叫五伦呢?即君臣、父子、兄弟、夫妇、朋友这五种人伦关系。臣子对待国君要忠,儿子对待父母要孝,兄弟互相谦让(弟弟尊敬兄长曰悌),夫妻相处要和谐,朋友彼此要讲信义。这就是五伦的大纲要领。伦也叫伦常,表示是人们经常应当遵守的。伦常对于世人来说,好比树的根本,树的根本如果朽坏,其枝叶势必枯萎掉落,可以坐而待之。如果人的伦常有亏缺,即使学问技艺专精,官爵高贵显赫,也就与能言的鹦鹉、披上文彩绢绣的牲畜没有什么区别了。倘若大德伦常有亏缺,良心必定会丧失,到每月评论人物功过是非时,定将评为丑恶的一类,而天地鬼神更是像明镜一般地看得很清楚,哪能期望这个人还会受益有用呢?

专家点评

石成金很讲究人伦。古代把君臣、父子、夫妇、兄弟、朋友五种关系称为五伦,认为这种尊卑、长幼关系是不可改变的常道。《孟子·滕文公上》:"教以人伦:父子有亲,君臣有义,夫妇有别,长幼有序,朋友有信。"其中除了封建君臣关系和男尊女卑观念应当抛弃之外,其他如讲究父慈子孝,夫妇和睦,兄弟友爱,朋友诚信,则是十分可取的。倘能合理而又恰当地继承发扬古代的人伦道德,对今人如何做人处世及搞好各种人际关系,仍然是很有帮助的。

(二)德

﹛名著选录﹜

天下未有不积德而能基福之理。请观世之福泽绵延,簪缨奕代,是皆祖宗培积深厚,克昌有基,或自己好行善事,不敢损德。心田福地冥契,彼苍所以发达显荣,身食其报。若不务修德,而以刻薄为怀,雕琢元气,使无余留,甚至造孽明庭,亏心暗室,冥曹记其过恶,神鬼怒其凶淫。消折福算,无逾于此,可不慎哉!(《长生秘诀》)

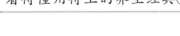

帮您解读

天下没有缺德之人而能长期享福的道理。请看世上那些福泽不断绵延、官爵禄位世代相传的人家，都是因为祖宗积德深厚，能促成其昌盛是有基础的。或则自己喜欢行善做好事，不敢损伤道德；或则其善良的心思与幸福的境地暗相吻合，所以上天使之发达显荣，能亲身获得善报。若不务修德，而时刻以冷酷刻薄为怀，不断损伤元气，使之不留余地，甚至在公开场合明目张胆地干坏事，或者暗地里做些亏心之事，阴曹地府就会记载其过错与罪恶，鬼神亦将怒其凶残淫乱。损折福寿，再没有超过这类做法的了，哪里可以不慎重呢？

专家点评

石成金认为，要想获得福寿，就必须长期行善积德，始终不可干缺德之事。并说有良好道德教养的家庭，其子孙因继承发扬先辈道德传统而深受其惠。诸如此类，对今人仍然很有启发。但篇中也宣扬了因果报应特别是鬼神冥报之说，既不可信，更不可取。

(三)畏

{名著选录}

人无畏惧之心,则无恶不作。要知明畏王法,幽畏鬼神,二语者,乃救世之珍奇也。试看牢狱之内,官堂之上,枷锁磷磷,身遭刑辟,痛楚呻吟,望救无门者若干人。王法森严如此可不畏耶?又不见世之痴聋暗哑,残疾暴病,夭亡横死,饥寒盗贼,水火刀兵者若干人。乃知天地鬼神冥冥中之报应如此,又安可不畏耶?夫心有所畏,则悖理丧德之事决不敢为。行一事,出一言,则思此事此言可犯王章乎?可遭鬼神之谴乎,有则谨戒终止,邢辟天灾,何自而至?一生受用,何有穷际?(《长生秘诀》)

{帮您解读}

一个人要是没有畏惧之心,就会无恶不作。要知道明畏国法,暗中惧怕鬼神,这两句话,乃拯救世人的奇珍异宝。试看牢狱之内,官府厅堂之上,枷锁闪闪发光;将被判刑杀头的人,不时发出痛苦呻吟而渴望解救者,不知有若干人。国法森严如此,可以不畏惧吗？怎能看不到世上那些痴呆、聋哑、残疾、暴病、夭折早死、饥寒、沦为盗贼、被刀兵水火所害的，不知有多少人呢？这才知道天地鬼神在暗地里进行报复就是这样的，又哪能不畏惧呢？只要心中有所畏惧，那种违背伦常道德的事就绝对不会去做。每做一件事，每说一句话，都应思量此事此言，是否违反国法呢？是否会遭到鬼神谴责呢？如果有这种因素存在，就应当谨慎地予以禁戒和终止，那么判刑杀头与天降灾害之事，又从哪里来呢？一生受益有用，哪有穷尽的边际呢？

专家点评

养生者应当有所畏惧，不能肆无忌惮。石成金提倡"明畏王法"，即畏惧国法，这是无可非议的。我们今天也提倡遵守国法，任何人都不能干违法乱纪之事。不论你怎样天不怕，地不怕，唯独惧怕违法犯罪则是人人必须具备的观念。否则因犯法而被判刑坐牢，甚至处以极刑，还谈得上什么养生保健呢？但石氏此文将痴呆聋哑等残疾患者，说成是前世干了坏事而被天地鬼神在暗中进行报复的结果,这种说法是完全错误的。故"幽畏鬼神"之说乃迷信之论,既不可信,更不可取。

(四)勤

{名著选录}

业荒于嬉而积于勤,凡戏无益,唯勤有功。所以明人爱惜光阴,不忍虚掷,必专心用于本业,昧者必至于明,贫者必至于富。夫穷通固悬于天,但人事悉由于勤。予每见士人,剽窃雕虫,矜张蠡测,徒具阔眼,全不埋头。高者以焚香啜茗,棋局酒杯,消磨岁月;卑者以呼卢博六,营图微逐,荒废精神。灯火三更,长付通宵之梦;明窗一几,时生白昼之尘。平日懒拈一字,临场孟浪七篇,以此而希遇合,无异南适越而北其辕也。至于耕农不尽力于田亩,而以他事违时;工商不究心于市业,而以闲戏为常。如斯悠悠忽忽,玩弄光阴,学殖日落,白首茫然,已实为之,又将谁咎?(《长生秘诀》)

帮您解读

学业荒废于嬉戏而其成果积累于勤劳,凡事嬉戏无益,唯有勤劳才能获得成功。所以明白人很爱惜光阴,不忍心虚度年华,必定专心用力于自己的专业。这样一来,愚昧者必定变得聪明,贫穷者必定变得富裕。贫困与通达固然决定于上天,但做人谋事全靠勤奋。我每每见到一些人士,窃取他人的诗文成果,狂妄地夸张自己的技能,徒然具有高看的眼光,完全没有埋头钻研的精神。格调高一点的便焚香品茶,下棋饮酒,消磨岁月;格调低下的则大声呼叫而玩博戏,图谋获胜而逐取微利,以此荒废其精神。夜晚可点灯读书的时间,全都在睡梦中度过。明窗之下的书桌几案,连白天都沾满了灰尘。平时懒得写上一个字,临到科举考试时却能胡乱写上六七篇,想借此偶然能够考取,这与南辕北辙也就没有什么区别了。至于农民不尽力于耕种田亩,却以他事而违背农时,工商业者不尽心于经营本业,而以游手好闲和戏耍为常,像这样忽忽悠悠,随便浪费时光,

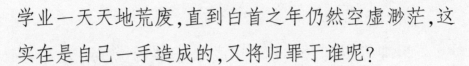

学业一天天地荒废,直到白首之年仍然空虚渺茫,这实在是自己一手造成的,又将归罪于谁呢?

{专家点评}

石成金说得很对,一个人要想事业成功,必须依靠勤奋;要想健身长寿,同样必须依靠勤奋。勤奋者事业不断取得成功,劳动多获硕果,生活充实,精神有寄托,自然有利于健康长寿。与之相反,懒惰者虚度年华,一事无成,生活百无聊赖,灵魂空虚,精神抑郁,只能促寿短命。勤奋有利于长寿的实例很多,如北京大学著名教授季羡林,一生勤奋钻研,笔耕不辍,著述等身,硕果累累,享年98岁。一连30多年担任《辞海》修订主编的夏征农,始终勤奋不已,精心履行本职工作,最终享年105岁。现年108岁的老学者周有光,是我国著名的语言学家和汉语拼音方案的制订者。他一生勤奋,至今仍每天坚持读书,每个月在报纸上发表1篇文章,并且仍有新的著作出版问世。大凡各地的百岁老人,都有一个共同的特点,那就是终身热爱劳动,一辈子都很勤奋,从来没有听说过谁是因为懒惰而获高寿的。

(五)谦

｛名著选录｝

谦之一卦,六爻皆吉,故虽有周公之才美,一至骄吝,斯无足观。况下于周公者乎?试看器满则覆,泉满则竭,势使然也。予每见今人才能搦管,辄诧神奇;稍试前茅,便矜独步。或自附名流,直欲眼空六合;或妄谈他短,一概抹杀前人。胸中炼成傲癖,如夜郎王,不知有汉天子,学问何由而进?过失何由而箴?此世人轻薄,最难浣除者也。又见才有数两铜银,便满脸财主;方认识几个卿宦,即混身势豪;已过之胜事,屡夸于人;未来之妄心,先期于众。对面谁不唯唯,其背后憎厌讥笑者十八九矣。诚哉,谢上蔡一生学问,止求去一矜字,是吾人顶门针也。(《长生秘诀》)

｛帮您解读｝

《周易》载有谦卦,组成谦卦的六爻都很吉祥。故虽有周公旦那样美妙的才华,一旦到了骄吝的地步,也就没有什么可取之处了。何况是比周公低下

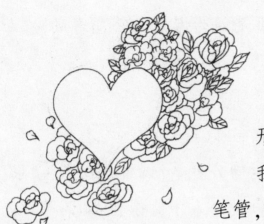

的人呢？试看器皿满则倾覆，泉水太满则枯竭，形势使之必然如此。我每见今人才学会握笔管，就惊叹自己有神奇的文才，参加科举考试所取名次稍稍靠前，便夸耀自己独登高峰。或则将自己归附于名流，简直目空天下一切；或则狂妄地谈论他人短处，一概抹杀前人。胸中早就炼成了傲慢的癖病，就像西汉时西南地区小小的夜郎国国王那样狂妄自大，不知道中原地区还有汉天子。这样的人学问哪能长进？过错又怎能改正？这是世人的轻薄之处，是最难清除掉的。又看到有的人刚积攒了几个铜板或银钱，便满脸显出财主气派，才认识几个官吏，即全身显露出权豪的气势。对以往取胜得意之事，屡次夸耀于人；对未来抱有某种妄想，便预先公之于众而期望赞许。当面谁不唯唯诺诺称是，而那些在背后表示憎恶和讥笑的人却要占十分之八九了。很诚信呀,谢上蔡(即北宋理学家谢良佐)说他一生的学问,只要求去掉一个骄矜的矜字,这话可说是我们大家的顶门针(在脑门上扎一针)啊!

{专家点评}

本篇强调为人要谦虚谨慎,当力戒骄傲。无论学问的长进,事业的成功,养生保健获取实效,都要靠谦虚谨慎,而骄傲自满是导致全盘失败的总根源。篇末谈到谢上蔡即北宋时的谢良佐,他系河南上蔡人,故有此称。谢是著名理学家程颢和程颐的学生,程颐曾问他在学业上有何长进,他回答说:"但去得一矜字。"程颐因而大加赞赏。所谓矜即骄矜,有自夸和自尊自大之意。为人倘能除去骄矜之心,无论对学问、事业乃至健身延寿来说,都将是有百利而无一害的。

(六)和

{名著选录}

人之性气学问,须用意涵养,必至深沉和平,乃为至妙。若夫言语锋芒太露,更加声色俱厉,未有不种世怨者。大抵和气涵于内,则悦容现于面,而婉言出于口矣。即逆耳之言,人亦欣喜,何况嘉言法语乎?所谓和者,非独卑幼敬尊长,凡一切待人接物,皆宜守此。予有二语曰:和颜悦色,低声下气。真处世保身至秘之法,时刻不可离也。(《长生秘诀》)

〖帮您解读〗

人的性格脾气与学问,全靠用心用意涵养,必定要达到深沉厚重与心平气和,才算是最好的。如果言语锋芒太露,再加上声色俱厉,没有不招来世人怨恨的。大抵平和之气涵养在内,脸上就会显露出喜悦之情,而柔和婉转的言语便从口中说出来了。哪怕是逆耳的批评言论,人家听了也很欣喜,何况是善意的嘉言法语(好言好语)呢?所谓"和"字,并非只是位卑年幼之人要尊敬位高年长之人,凡一切待人接物都应遵守"和"的原则。我有两句忠言:和颜悦色,低声下气。这两句话真是处理事物和保养身体最奥秘的方法,是时时刻刻都不可离弃的。

〖专家点评〗

古圣先贤主张万事以和为贵,石成金在此亦再三强调这一点。所谓和,即和蔼与和谐之意。说话应力求"和颜悦色,低声下气";切忌趾高气扬,声色俱厉。倘能按前一种态度办事,人际关系自然和谐,彼此感到和蔼可亲。人际关系和谐既有利于身心健康,又有利于事业的成功,最终对养生长寿很有帮助。假若按后一种态度办事,就只能使人际关系恶化,并且给彼此带来恶性的精神刺激,无论对身心或事业,都会造成巨大的损伤,最终对养生保健很不利。本篇虽然文字简短,内容却十分重要,并且极其切合实用,因而非常值得人们重视。

(七)愚

〖名著选录〗

人生在世,除生业、性理二事外,其余之嗜好,当以愚字概抹。盖生业如士、农、工、商之本务,若不精专,何以养身?性理者,是生身之本,古今圣贤之所机括,此不究悟,真为枉过一生。除此二事之外,其余嫖赌争讼,吹弹歌舞,博弈戏谑,一切无益事件,尽以不学为妙。

予曩昔最喜画山水人物,原以自怡性情,不意渐为人知,求者日踵于门。予每日调硃点绿,应接不暇。不用功则不入目,一用功则劳神焦思,原期自乐而反自苦矣。其后立意谢绝,唯好赏鉴他人之画而已,至今何等快乐!由是推之,愚人能用聪明人,而聪明人不但不能用愚人,且反为愚人之使令,其聪明人亦不知也。谚云:巧者拙之奴,信非虚矣。此不过因予习一技之累,更有以聪明而酿成祸害者。大约言语以闭口不会说为上,行事以不能行,袖手旁观者为佳,试看天灾人祸多罹于聪明之人,而愚者免焉。是愚之有功于人大矣哉!(《长生秘诀》)

帮您解读

人生在世,除了维持生计的职业与人性天理二事之外,其他一切嗜好,都应当用一个"愚"字来概括。凡操职业如士、农、工、商之本行业务,若不精通专一,又怎能养身呢?人性天理也是生身之本,古今圣贤处世的要诀,这些若不加研究领悟,真是虚度一生。除了这两件事之外,其他一切嫖娼赌博争斗诉讼,吹笛弹琴唱歌跳舞,棋艺博弈戏耍,一切没有益处的事,尽量做到不学为好。(按:说不要学嫖娼赌博是对的,若将吹弹歌唱棋艺之类视为无益之事而加以禁止,则是十分错误的)

我早先最喜欢画山水人物,原是为了怡情养性,不料渐渐被他人知道了,每天有不少人前来登门求画。我每天都得调和红绿各种颜色,忙得应接不暇。若不努力用功去画则不悦目,一旦用功去画则神思疲劳焦虑,原先期望能自取其乐,却反而给自己带来了许多苦恼。其后便决意谢绝求画,只不过喜欢鉴赏他人的画作罢了。现今又是何等快乐呀!由此推论,愚人能够利用聪明人,而聪明人非但不能利用愚人,却反而被愚人所指使和利用。民间谚语说:巧者拙之奴。这话说得很可信而并非虚语。这里只不过讲了我学习画艺的劳累,更有因聪明才智过人而酿成各种祸害的。大概从言语上讲以不开口说话为上,做事以不能做,在一边袖手旁观为好。(按:此说颇有偷奸耍滑之嫌,并不可取)试看那些遭受天灾人祸的大多是聪明人,而愚笨者反而能够免祸。可见愚笨对人是大有功益的。

〔专家点评〕

《老子》主张"大巧若拙",后来的"大智若愚"一语便由此派生而来。石成金极力提倡为人要愚拙自守,不可自作聪明,应当说,此话确实概括了一种重要的人生哲理。以愚拙自守处世,这对人际关系的改善,事业的成功,乃至养生延年来说,确实很有帮助。但愚拙也应有度,不可过偏,如果说除了本业以外,连吹弹歌唱绘画棋艺之类的技艺也不可学,凡做事则以不能干而袖手旁观为佳,不但太片面了,而且难免有偷奸耍滑之嫌,因而也是不可取的。

(八)乐

〔名著选录〕

乐之妙诀,人能领略,真受用一生。福为之增,寿为之延者,皆不外此。古人云:凡事较之最苦则乐,一生听之有命则安。今人虽处乐境而不能享乐者,其病在于巴高想上,以有限之精神,逐无涯之嗜欲,有东想西,得陇望蜀,眉头不展,心常戚戚。殊不知世界原系缺陷,安能事事如意乎?试看古今以来,有福有寿,而兼子孙爵禄全美者,能有几人哉?要知富贵贫贱,各有定命,人虽极力谋营,何能增减毫末?徒为冥冥之中造物窃笑耳。此为穷思极虑过甚者言之。

若夫总不尽人事,而唯听天命,亦失之矣。但不可待全美而后享乐,则享乐之时恐少,须要就事论事,随境寻乐,而乐自生矣。其法只将不如我者比较,则快乐甚多。我之苦恼如此,还有某某人之苦恼比我更甚。譬如瞽一目者,若想双目齐明,必生苦境。当思曰:我今尚有一目,可以观看,假似双目全瞽之人,终年累月,黑地昏天,如在九幽地狱中度日,彼羡慕我有一目,岂非天堂佛地哉?又譬如布衣蔬食之人,若比华衣美食者,实自烦恼。当思曰:我今衣食饱暖,尚有衣不蔽体,食不充肠,忍饥受寒,求一布衣蔬食而不可得者。如此向下推想,则愁烦不除而自去,快乐不招而自来。予一生布衣蔬食而怡然自乐,不为愁烦所窘者,皆得力于此宽解之法也。大凡多愁者寿必夭促,多乐者寿定延长。倘如此宽解,寿命之延长,定可永保,岂止福之享受而已!(《长生秘诀》)

｛帮您解读｝

快乐的妙诀,人们能领略体会,真正可以受益有用一辈子。福气因之增加,寿命因之延长,都不外乎这一点。古人说:大凡事情只要与最苦者相比较就会产生快乐,一辈子听从天命就会安定。今人虽然处在乐境中却不能享受快乐,其毛病在于总想巴结高官而向上攀升,拿人生有限的精神,去追逐无穷无尽的嗜欲,有东想西,得陇望蜀,眉头不舒展,心中常常忧愁苦闷。却不懂得这世界原来是有缺陷的,哪能事事都会使人满意呢?试看古往今来,有福有寿而子孙爵禄全都美满的,能有几个人呢?应当知道富贵或贫穷,各自均由命中注定,个人即使竭尽全力加以谋略经营，哪能有丝毫的增减和改变呢？徒然遭到造物主在暗中讥笑罢了。在此特别要为过于穷思极虑的人讲明这一道理。

假若总是不尽心尽力去办事，而唯有听天由命，这也要算是差失。但不可等到十全十美之后才去享乐，那样享乐的时间恐怕太少，必须就事论事，随境寻觅快乐，快乐自然就地产生了。其方法只将不如我者拿来作比较，快乐也就较多。我的苦恼如此，还有某某人的苦恼比我更厉害。比如瞎了一只眼睛的人，倘若想到双目齐明，必定产生苦境。应当这样着想：我现今还有一只眼睛可以观看，假若和双目失明的人相比，一年到头每个月都是昏天黑地，有如生活在九层幽深的地狱之中度日，他还羡慕我有一只眼睛，哪里不能算是天堂福地呢？又如穿粗布衣吃蔬菜的人，若与豪华人家的锦衣玉食相比，实在是自寻烦恼。应当这样思考：我现今食饱衣暖，生活安定，还有不少衣不蔽体，食不饱腹，忍饥耐寒，希求过布衣蔬食生活而不可得的人。如此眼光向下推想,则烦恼不用消除而自去,快乐不必招寻而自来。我一生布衣蔬食而过得怡然自乐,不为忧愁烦恼所困扰,都是得益于这种自我宽解的方法。大概多忧愁的人必定夭寿短命,快乐很多的人寿命必定延长。倘能如此宽解,要想养生延长寿命,定可永久得到保证,哪里仅仅是享福这一件事情呢!

⹂专家点评⹄

石成金在此指出,唯有生活快乐才能增福延寿,故养生就要千方百计追求快乐。有的人虽然身处乐境,却不能享受快乐,原因何在呢?一是喜欢向上攀比,二是嗜欲太多,三是不知足。故求乐的对策是一则眼光向下,要和处境比自己更苦更差的人比,这样就会越比越有信心,越比越快乐。否则,老爱同条件优越或者境遇优于自己的人相比,只能越比越灰心丧气,越比越苦恼。二是不要有东想西,得陇望蜀,以有限的精神去追求无限的嗜欲。只有清心寡欲才有利于追求快乐。三则要知足,不要脱离主观条件去追求非分之想。常言道,知足常乐,只有对自己的处境和生活条件感到满足的人,才不会产生无谓的烦恼,才会获得真正的快乐。而快乐和长寿是紧密地联系在一起的。正如石成金所说:"大凡多愁者寿必夭促,多乐者寿定延长。"

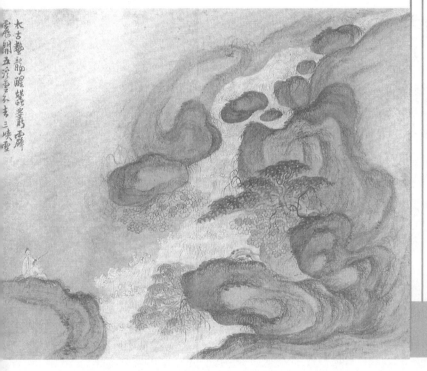

太古虬龍醒懸崖雷霹

震開五滾雲天香三峽雲

七　论生活情趣

天基乃石成金之字号,在《养生镜》里,收有"天基乐事",谈到了静坐之乐、读书之乐、赏花之乐等多种乐趣。在《长生秘诀》里,则载有"清福要旨",同样谈到了许多生活乐趣。下面特分别予以解读。

(一)天基乐事

1. 静坐之乐

{帮您解读}

静坐乃最为受益有用之乐事。在富裕人家则整天搬弄银钱,大多没有时间享受此种静坐之乐。做高官的人政务繁忙,又不可能享受这种静坐之乐。至于下层的贫苦之人,日夜辛苦劳累,忙于卖柴买米,购日常生活用品,亦不可能享受此种静坐之乐。那么能享受这种快乐的当属谁呢?要知道静坐不必限定某些人,只要自己所从事的业务完成之后,或者每天留出一定的时间,便可用来静坐,用不着荒废藉以维持生计的业务,又可得到享受清闲的福气。当静坐的时候,万种思虑都要全部忘掉,无拘无束地恬淡自适,自然可以享受许多安乐。其中的妙趣，难以用言语表达。好比一个容器装满泥水，整天不断搅动，那水便整天都很混浊，倘若有一段时间很安定，水很快就澄清了。如果成年累月追逐于名利场所，忙忙碌碌，神思焦躁劳累，不觉时光过得飞快，忽然之间空虚度过，难道不是白白浪费了一生吗？真是可惜又可怜啊！

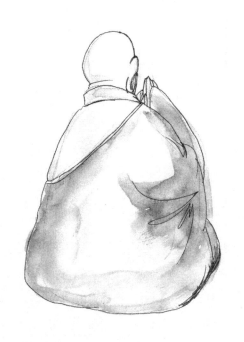

﹛专家点评﹜

静坐也是养生功法之一，关键是要排除一切杂念，尤其要排除名利思想，使之高度入静，安安稳稳地坐下来。其做法为两腿盘坐，双眼轻闭，意守丹田，两手轻轻握住大拇指，放于大腿之上，当挺胸直背，舌抵上腭，呼吸缓慢均匀。静坐有利于消除不良情绪，增添新的生活乐趣，提高防病抗病能力，从而起到促进身心健康的作用。

2. 读书之乐

﹛帮您解读﹜

读书乃天下最快乐之事，委实对人们终身均有极大益处。书本中记载着圣贤言论，古往今来的各种事迹，一切奇见异闻，没有不具备的。虽然只看一时，却能知晓千百年之事，仿佛在与古人当面交谈一般。朗读或背诵古人的文章，探讨其中的义理和旨趣，学问日益加深，道理日益变新，愚蠢者因此而变得贤能，昏昧者因此而变得聪明。在那严寒酷暑与刮风下雨天，黄昏或清晨，想起人们都在忙忙碌碌地劳累于尘世间，而我在窗下安然翻阅书本，得以面对古人，相比真有天渊之别了。这种莫大的快乐，哪里可以不知晓呢？倘若只是为了求得功名富贵去读书，那就不算真正懂得读书之乐了。

﹛专家点评﹜

读书能博通古今，知晓天下大事，增长知识，开阔眼界，活跃大脑，丰富精神世界，既能提高人的整体素质，又有利于身心健康。经常读书是一种良好的精神寄托，消除无谓的烦恼，可以带来无穷的乐趣。中老年朋友更应养成经常读书的良好习惯，如此则灵魂不易空虚，更能有效地预防发生老年性痴呆症。

3. 赏花之乐

｝帮您解读｝

凡观看一切种种之花，必须察看各自的生动活泼之机，袅袅娇媚的姿态，不必限定牡丹、芍药一类珍贵品种。随便什么品种的草木之花，均可供人娱目悦心。或则有奇香，或则有异色，或则有妙品。例如春天的桃李之花，秋天的桂菊之花，夏冬季节的荷花与梅花，种种皆可，不必拘泥于某一种。古人说：野花艳目，不必牡丹；村酒醉人，何须绿蚁（古代名酒）？这才是真正懂得花酒之乐趣的高论。我最喜爱的是花中之月季，开则难以凋谢，凋谢之后又易复开，虽在雨中雪里，四季开放不绝，我为它改名叫"寿花"。书斋之前，只要有余地，可以多种植几株，其鉴赏的乐趣，没有超过此花的。其他花卉，凡是不费气力种植，不必耗费银钱去购买的，均可多为栽植。而在栽植之后，听其自然，不必修饰，也不可折枝插瓶，才算懂得观花之乐。倘或要劳我心力，耗费我的钱财，那就是我成了花的仆役。一个喜欢闲情雅趣的人，又何必自寻劳累呢！

〖专家点评〗

栽植花木，可以美化环境，清新空气，令人娱目悦心，赏花无疑可以增添不少乐趣。石成金认为，养花不必追求牡丹、芍药等珍贵品种，各种花卉皆可，而他最喜欢一年四季久开不凋的月季花，并且称之为"寿花"。他说栽花当听其自然，不可折枝插瓶，这是对的；至于说"不必修饰"，也就是不必加强栽植以后的管理，此说则并不可取。

4. 玩月之乐

〖帮您解读〗

喜爱古代文物的，没有不爱周彝(周代酒器)、商鼎、宣炉(明代宣德年间所铸造的香炉)、汉玉的了。认为经历的年代古老久远，所以应当珍重。却不知道假货伪品占了十分之九，而真货不过十分之一。即使是真品无疑,试问其形果然与原来一模一样而没有改变吗？我认为古董之类最为真切无伪,而且不必花费分文金钱,不费丝毫气力,随便就可得到的,没有什么能比得上月亮的了。唐代李白的《把酒问月》诗说:"今人不见古时月,今月曾经照古人。"又在《苏台览古》诗中说:"只今唯有西江月,曾照吴王宫里人。"此为同一个月亮,不只是周商秦汉之兴亡替代,盛衰消长,不知经历了多少岁月,即使是三皇五帝,好几千万年以前,不曾发生过少许变异,这是千真万确的,丝毫没有欺假。且又取之无禁,用之不竭,何须用一分一毫钱去购买,得到它又何必费气力呢？爱好古董者舍弃此物而不取用,反而花费许多金钱,劳心又费力,所购买的却是假货伪品,诚为可惜可叹啊！

我在(农历)每月初七、初八以后,到十七、十八,凡有月色之时,便静坐清闲地赏玩,或者独对放声歌唱,此时身心都很清爽,恍惚在洁白的冰壶中洗净了魂魄一般,简直置身在广寒宫中了。想起世人已进入甜蜜的梦乡,将此数千万年真正的贵重宝物,听其自来自去,深深地感到可惜。

{专家点评}

碧海澄天,皓月当空,清风徐来,万籁无声,欣赏月夜景色,无不使人清心悦目气顺,因而有益于养神安眠和身心健康。入夜赏月,农村居民较容易做到,城市居民大多住在高楼大厦之中,连赏月也成了一种奢望。只有每年农历八月十五,人们才会想到赏月。其实就在平时,每当清风明月之夜,人们不妨走出大楼,到户外散散步,观赏月色夜景。此时当高度入静,尽量放松,消除一切烦恼情绪,真正处于"恬淡虚无"的境界。这与独自闷坐在高楼相比,必定能增添不少新的乐趣,同时对安卧入睡和提高睡眠质量亦很有帮助。

5. 观画之乐

{帮您解读}

大凡品评画作以山水画为上,人物花卉画次之,虫鸟小物又在其次。画中山水,必须观看其间可居住或可游玩之处,将自己幻想成画中人物,想进入画中环境,便把画内的青山绿水、花鸟楼台等各种名胜,全都拿来供我悦目欣赏。夏天赏玩雪景,令人心清骨凉;冬天观看炎热之象,令人形神都很温暖。人物要观其神情姿态,花卉虫鸟要观其生动活泼的状态。倘若能寄情于画作之中,自然就有无穷无尽的乐趣了。

专家点评

本篇很简短,石成金在此谈了自己欣赏画作的乐趣和心得体会,亦可给人提供某种启示。

6. 听鸟之乐

帮您解读

树木中间发出百鸟鸣叫之声的乐趣,全在每天的拂晓与清晨。此时昏睡刚醒,神思清爽,可倚枕静听那百般动听的美妙音乐,恍惚置身于山巅树杪之间,其清享的快乐,不知比听世上一般音乐要高出多少倍。假若是关在笼中的鸟,其啼叫声很凄惨,我便很不忍心听闻了。

{专家点评}

石成金喜欢在每天清晨,静听树林之中百鸟发出自由自在的鸣叫之声,而不忍听闻笼中之鸟的惨叫声。看似小事,其中实际上隐含着保护自然生态环境的观点,这在当时来说,是十分难能可贵的。即使直到今天,也仍然值得予以充分肯定。

(二)清福要旨

1. 坐享四美二难之乐

{帮您解读}

世人都说清福乃上天所吝惜的,我却认为上天无时不将清福给人,奈何人们视为寻常之事而不能知晓。既然不能知晓,又从哪里得以享受呢?举世尽从愁里老,没有能使身心享受真乐之福的人。不知上天赐给福而未能觉察,错怪上天吝惜而不给福,实在值得叹惜。

大抵能给身心带来快乐的,都要算是福。而能乐于身心的,总不外乎四美与二难。什么叫四美呢?良辰、美景、赏心、乐事就是四美。什么叫二难呢?贤主、嘉宾难得聚会在一起而称二难。我体察到上天赐福之意,指出有乐于身心而为真福者若干条……读此书的人,从今以后一抬眼,一动心,无不清福满前。才知道上天时时给人清福,并未吝惜而不赐给。既能知道这一点,自己必定能够享受,一齐回归极乐世界,享受无穷之大福,乃我素来的愿望。

〖专家点评〗

这是《长生秘诀·清福要旨》的概述,题目为编者所加,特作选译以飨读者。石成金在本篇中指出:"举世尽从愁里老",认为许多人都在忧郁苦闷之中度过一生,实在没有意义。因而劝导人们及时消除忧愁烦恼,尽快尽早安享四美二难之清福。所谓四美,系指良辰、美景、赏心、乐事四者结合,可给人生带来莫大的快乐和幸福。所谓二难,系指贤主与嘉宾很难得地聚会在一起,将给人生留下极为美好的回忆。早在唐代王勃所撰名篇《滕王阁序》里,就有

"四美具,二难并"之高论。明代汤显祖曾撰写《牡丹亭》这部戏曲名著,其中有几句最脍炙人口的唱词,例如:"原来姹紫嫣红开遍,似这般都付与断井颓垣。良辰美景奈何天,赏心乐事谁家院!"此类佳句,常使人百唱不厌,百听不烦。人们特别是广大中老年朋友,倘能经常选择气候宜人的良辰,游览风光如画的美景,出入赏心悦目的场所,多做各种能够带来无穷快乐的善事;又与至交好友互为宾主,经常过访来往,促膝谈心,一则分享彼此之间的快乐,二则可以释放各种紧张情绪或精神负担。这一切,倘能久行不废,无疑对促进身心健康和延年益寿是很有帮助的。

2. 清时(良辰)

名著选录

春晓,惠风和畅,春宵(春天的夜晚,乃睡眠的黄金时刻)。夏日微风;新笋晚花时,日长如小年(夏天白昼长,适宜睡午觉)。天清气爽,万籁无声。冬暖可步,雪晴晓色。天朗气清,久雨初霁(雨停放晴)。

大小时节(节气),不寒不暑,花开,明月夜。(《长生秘诀》)

{专家点评}

此段文字比较通俗易懂,故不做解读。言一年四季皆有良辰,关键是要善于利用。

3. 清景(美景)

{名著选录}

园林花绣(花如锦绣),矶头(河中石滩)烟水绿,杨柳舞春风,桑柘烟横,蝶穿花,一树桃花半欲红。梨花带雨,春水溶溶,绿柳挂黄鹂,燕舞,芳草碧连天,夜月梨花,桃蘸清波,落花如绮。荷钱点水,青溪绿涨,数点萤灯,畦麦卧黄云,绿树重阴,杨花飞若雪。梧桐月色,水天一色,雁行,秋水澄清,白云红树,夹岸芙蓉,芦花映月,篱菊堆金。梅梢月,晴雪在树,窗外梅影,酿雪天,白雪红梅。松色苍然,杨柳月,淼淼水拖蓝(浩大的水面湛蓝蓝的),鸟踏花枝动,落日衔山,月移花影,树里青帘。片月入窗,远帆没天边,松子落,雨后新绿,帘栊透月,风袅茶烟,夕阳返照。远峤翠烟浮,高山瀑布,暮云变幻,满窗花影,卧柳小桥傍,归渔,岭上白云,牛背牧童。数竿修竹,远浦渔舟,鸥鸟亲人,绿波平,江水净如练,野渡舟横。一溪明月,远墅凝青,云归岫,柴门卧犬,清风明月,石上藤萝,稚子候门,石涧流泉。(《长生秘诀》)

{专家点评}

这段话大多为田园风光描写。此乃古代未遭污染的纯净自然环境写照,堪称美景。文字比较好懂,亦不必解读。

4. 清享(赏心乐事)

{名著选录}

海内升平(天下太平),大有年(大丰收年);骨肉无故(家中亲属无人生病或死亡),康健;衣食粗足,寿;体无残缺,耳聪目明;阖家和乐(全家和谐快乐),闲,官私无负(不欠官府税金和私人债务),有花有酒。(《长生秘诀》)

专家点评

这段话比较通俗,略加夹注不做解读。天下太平,年成丰收,本人和家属都很健康,全家和乐,不欠公私债务,生活悠闲自在,自然要算是赏心乐事。

5. 清戒(贤主嘉宾)

名著选录

不说淫艳事,不亲近小人,不谈士官升降;不读难解书,不限韵作诗;不习六壬奇门(指占卜之类),不欠债务;不醉后多言,不评他人物价(不评论他人是非短长或地位高低),不恭礼(不卑躬屈膝行礼);不笼养禽鸟,不说与富贵往还(不要夸耀自己与富贵者交往),不畜(养)恶犬;不妄评诗文,不开人盘盒书启(不私看他人信件),不作娇态,不犯人忌讳……不妄自逞能,不迂傲;不久借人书,不强披览人文集;不强人酒,不妄议建置(不随意议论官府的举措和设施之类);不乱翻人书画,不拓笔墨(不抄袭他人的文字),不间人妙谈(别人交谈时不插话);不饮大醉,不窃书,不乱涂壁;不倾茶舞酒,不折花伤

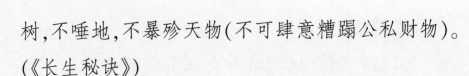

树,不唾地,不暴殄天物(不可肆意糟蹋公私财物)。(《长生秘诀》)

专家点评

这段话比较通俗,同样略加夹注不做解读。本篇以"清戒"为题,是说贤主与嘉宾互相交往,无论言谈举措均不可放肆,一定要有所约束,有所遵循,这样才有利于长期交往。有些戒约对培养良好生活习惯或加强个人修养而言,都是很有帮助的,因而具有较高的参考价值。

八　养病与服药

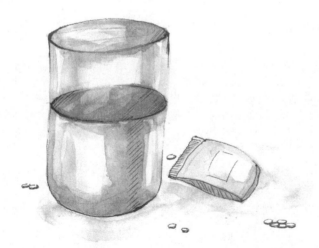

(一)先治心病
╳名著选录╳

昔之圣医,能疗人心,预令不至于有病。今之医者,唯知疗人之病,而不知疗人之心,是犹舍本逐末。不究其源,而攻其流,欲求病愈,何可得乎?但孽由人作,病从心生,释氏所谓一切唯心造,凡事皆然也。所以人之七情内起,正性颠倒,以致大病缠身,诚非医药所能治疗。盖药能治五行生克之色身,不能治无形之七情;能治七情所伤色身之气血,不能治七情忽起忽灭,动静无端之变幻。大抵病有二种,所谓天刑之病,自戕之病也。夫天刑之病者,总因夙世今生所积过愆,鬼神阴谴,以致斯疾。此孽原于心也,非厚德痛悔莫能治疗。其自戕之病者,风寒暑湿所感,酒色财气所伤,六欲七情生于内,阴阳二气攻于内,此病亦生于心也。

大凡思虑伤心,忧郁伤肺,愤怒伤肝,饥饱伤脾,淫欲伤肾,此五脏之害,总由心主。要知病赖药愈者甚难,唯要在于心药治之。或问何为心药?予引郭伯康遇神人授卫生偈曰:"自身有病自心知,身病还将心药医,心境静时身亦静,心生还是病生时。"郭用其言,病去而强壮百岁,此即心药也。以心药治七情内起之病,效应最捷。然治有病,不若治于无病;治身病,不若治心病;请他人医治,尤不若自己医治也。益州老父曰:"凡欲身之无病,必须先正其心,令其心不乱求,心不妄念,不贪嗜欲,不着迷惑,则心先无病矣。"心主无病,则五脏六腑即或有病,不难治疗。独此心一动,诸患悉招,虽有华佗、扁鹊在傍,亦无处下手矣。(《救命针》)

{帮您解读}

以往的圣医高手,能疗人之心,使人能预防而不至于生病。今之医生,只知疗人之病,而不懂得疗人之心。这就好比舍本逐末,若不追究其根源,而只攻其流,要想求得病愈,又哪有可能呢?但灾孽由人自作,病从心生,佛家所谓一切唯心造。大凡事情都是这样的。所以人之七情从内起,正常的情性被颠倒,以致大病缠身,确实不是医药所能治疗的。大概药物能治五行生克的有形身体，不能治无形之七情；能治七情所伤有形身体的气血，不能治七情忽起忽灭，动静无常的变幻莫测。大抵病有两种：一为天刑之病，二为自戕之病。所谓天刑之病，总因前世或今生所积累的罪过，暗中遭到鬼神谴责，因而生此种病。(按：此为宿命论之说，不可信)这种灾病来源于心，若非道德厚重和痛改悔过不能治疗。所谓自戕之病，乃风寒暑湿所感，酒色财气所伤，六欲七情生于内，阴阳二气攻于内所致，此病同样来源于心。

大凡思虑太多则伤心，忧郁过多则伤肺，愤怒太甚则伤肝，饥饱失度则伤脾，淫欲过度则伤肾。此五脏之病害，总是以心为主。当知疾病想依靠药物治疗颇难，只是其要诀在于用心药治之。或者有人问什么叫心药？我引用郭伯康遇见神人授给他的偈语(佛经中的颂词之类)回答说："自身有病自心知，身病还将心药医，心境静时身亦静，心生还是病生时。"郭伯康采用其言词，不但除去了疾病，而且健壮地活到了一百岁，这就是心药。用心药治疗七情内起之疾病,效应最为迅速。然而治疗有病,不如治疗无病;治疗身病,不如治疗心病;请他人医治,尤其不如自己医治。益州老父(四川老人)说:"凡欲身之无病,必须先正其心,令其心不乱求,心不妄念,不贪嗜欲,不着迷惑,则心先无病矣。"心里无病,就算五脏六腑即或有病,不难治疗。独有这心脏一旦发生变动,其他各种疾病全都会招来,即使有华佗、扁鹊一类名医在身边,也无从下手进行治疗了。

{专家点评}

《孟子·告子上》说:"心之官则思。"古人是把心脏视为大脑一类思维器官的。此说并非谬论,后来的器官移植特别是心脏移植手术表明,心脏供体者的性格和思想意识特征,往往能对受体者产生巨大的影响,甚至会使受体者的性情爱好与思想意识发生重大的改变,变得与供体者颇相似。所谓心病,实指心理情志疾病。石成金认为,人体所患各种疾病,不管是生理疾病还是心理疾病,均与人的思想情志密切相关,故治病首先要治心病。

本篇既强调治心病，又提倡治未病，很重视疾病预防，还强调要发挥病人自己的主观能动性，认为只有这样，方可获得良效。如说："以心药治七情内起之病，效应最捷。然治有病，不若治无病；治身病，不若治心病；请他人医治，尤不若自己医治也。"这段话极其精辟，至今仍很适用，值得反复诵读牢记。但篇中说"天刑"病是因前世干了坏事而遭天地鬼神暗中报复的结果，则纯属无稽之谈，反映了作者的"宿命论"等迷信观点，既不可信，更不可取。

(二)病时禁忌

｛名著选录｝

人之气性，唯病偏增，若不自加忍耐，终受大害。明达之士，凡患疾病，常令性气和平，诸事涵养。即遇不情之事，亦唯逆来顺受，至于奴仆有过，亦姑宽恕。在彼得免责罚，在我省却烦恼，心火不动，病自不添。

有病之人，营卫不固，脏腑违和。若或不慎风寒,不节饮食,以致邪乘虚入,病中添病,病变百端,轻者重,重者危,可不慎欤!凡风寒未解,麻疹未出,胃气疼痛,惊狂呕吐等症,皆不可遽进饮食。至于烟、酒、五辛、炙煿、厚味,皆助火生热,昏目发疮。鱼腥、面食、油腻、生冷,皆滞膈生痰,伤脾作泻。服药之人,

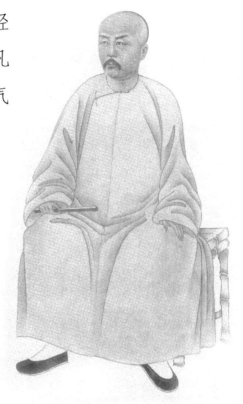

谨遵禁忌,亦保无虞。每有富贵骄矜之人,以医药为儿戏,以禁忌当虚文,疾病患身,任性自便。恶寒即围炉烧炕,发热即摇扇开窗,强食厚味,屡噬生冷,及至病笃,反归咎于医之无效。殊不知医之受谤,不过损名,病之伤生,医何能代?知命者可不以此为戒耶?(《养生镜》)

﹛帮您解读﹜

人的性格脾气太偏,只能使病情加重,假若自己不加忍耐,终究会大受其害。明理通达之士,凡患有疾病,当经常促使自己保持性气和平,诸事都要加强涵养。即使遇到了不情愿之事,也只有逆来顺受,至于仆人有过错,亦应予以宽恕。对他人可得以免除责罚,对自己可以省除烦恼,心火不妄动,疾病自然不会增添。

有病的人,营卫二气不固,脏腑失和。倘若有时不慎风寒,不节制饮食,致使邪气乘虚而入,病中添病,变症百出,轻者变重,重者变危,可以不慎重吗?凡风寒之邪未解,麻疹未出透,胃气疼痛,惊狂呕吐等症,均不可立即进饮食。至于烟、酒、五辛之品、炙煿厚味,都会助火生热,昏目发疮;鱼腥、面食、油腻、生冷,都会停滞于膈部而生痰湿,伤其脾胃而作泄泻。服药之人,当谨遵禁忌,亦可保其无忧。每有富贵骄傲不驯之人,把医药当儿戏,将禁忌视为虚文,疾病染上身体,仍然放任情性而自以为方便。感到恶寒即围炉烧炕,发热则摇扇开窗,强食肥甘厚味,屡次进食生冷之物,乃至病势笃重,反归罪于医药无效。殊不知医生被诽谤,只不过损伤了名声,而疾病伤害性命,医生哪能代替呢?知道养护生命的人能不以此为戒吗?

{专家点评}

石成金指出,病者往往性格脾气暴躁,很不利于治疗与康复。因而在养病期间尤应注重思想情志修养,当虚心聆听医嘱,恪遵有关禁忌;讲究起居作息,防止再次受到风寒等外邪的侵袭;节制饮食,不食辛辣、生冷、油腻、肥甘厚味,禁戒烟酒等。切忌用傲慢的态度藐视医嘱,特别是身居官位或有钱有势的富贵之人更应注意这一点,否则势必自食其苦果。

(三)妄言药方之弊

{名著选录}

有病之家,亲友相问,每有粗知方药,妄谓知药者,最为害事。如伤寒一症,生死反掌之间,有急下之症,有急温之症,须用急下急温之药,庶可回生,稍缓则不救矣。倘遇无知之人，妄言其药利害，起人之疑，致令良医掣肘，坐失机宜，误病实甚。

又以寒治热，以热治寒，此正治也；以寒治寒，以热治热，此反治也。然正治者多，反治者少。不知医者，不明证脉之阴阳，一概泥阳极似阴、阴极似阳之说，竟梗医用药，为害不浅。李士材云：或执有据之论，而病情未必相符；或兴无本之言，而医理何曾梦见？正谓此也。(《养生镜》)

帮您解读

有病人家，亲友常来慰问，每有粗略知医之人，最为妨碍治病之事。如伤寒一症，极易造成生死不同的后果；有急需攻下的病症，有急需温补的病症，必须用急下或急温的药物，才有可能挽回生命，稍微迟疑一点就来不及救治了。倘若碰到无知的人，狂妄地谈论药物的利害，引起病家疑虑，致使高明医生施治受到阻碍，乃至坐失良机，造成贻误病情实在太厉害了。

又如用寒药治热病，用热药治寒病，这叫正治；

用寒药治寒病,用热药治热病,这叫反治。然而以正治的方法运用较多,反治的方法则运用较少。不懂医的人,分不清脉证的阴阳,全都拘泥于阳极似阴、阴极似阳之说,竟然阻拦医生用药,其所造成的危害是很不浅的。明代医家李中梓曾说:有的人所持论点虽有根据,而与病情未必符合;有的人毫无根据地胡说,而对医理更是一窍不通。说的正是此种情况。

专家点评

石氏指出,有的人略知医理,但并无真知灼见,却敢于阻挠医生施治;有的人对医理一窍不通,却敢于胡说妄言,同样阻挠医生施治。在此种情况下,医生必须敢于坚持真理,维护正确的治疗;病人也要有主见,应当恪遵医嘱,而不能听信无知妄说,否则吃亏的是病人自己。

(四)取药省费之弊

名著选录

用药份两不等,所谓君臣佐使。主病谓之君,辅君渭之臣，应臣谓之佐，引经谓之使。或多或少，如有制之兵，所向克敌，则病愈矣。今服药家，构一药方，向市取药，不注分量轻重，唯定钱之多少，以为省费。殊不知开店之人，唯利是图，价贵者与少，价贱者与多，则君臣佐使紊矣，何能效应？

且制不如法，药亦无功。如枣仁生熟不同，当归头尾各异，酒炒者上行，盐炒者下达。牛膝之生破熟补，地黄之生凉熟温。枇杷叶毛刷不净，则令人嗽；麦门冬不去心，则令人烦。种种宜忌，难以尽述。又伤寒门中，桂枝、柴胡之用最多，药不佳则方不效，关系重矣。

开药店之人，凡细料贵重之品，买时分别高低，收藏珍重。至于一切贱药，则不辨好歹，或未及时而采者，气味不全；或已过时而采者，枯槁无汁。以其

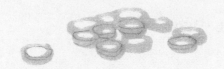

粗贱,并不留心,随便收放。或置潮湿之地,听其霉烂;或堆破屋之中,任其风吹,多经日月,气味全无。诸如此类,服之不效,实药之不佳,非医之不明也。俗云:老医迷旧疾,朽药误新方,诚非虚语。窃愿开药店者,存些好心,如有以上诸弊,立刻改之,无则加勉。至于取药者,尤须向诚实规矩之店取之,不可贪便省费而误病也。(《养生境》)

{帮您解读}

每个方剂用药分量不同,要按照所谓君、臣、佐、使的组方原则来用药。主治疾病或治疗主症的叫君药,辅助君药起治疗作用的叫臣药,协助主药治疗兼症或抑制主药毒性的叫佐药,引导诸药直达病变部位或对诸药起调和作用的叫使药。用药或多或少,就像有编制的士兵,进攻所向即能打败敌人,则疾病就能治愈了。现今服药之家,构组一个药方,到市场上取药,不注明分量轻重,只确定药费应为多少,认为这样能节省经费。殊不知开药店的人,大多唯利是图,凡价钱贵的就少给,价钱贱的就多给;这样一来,君、臣、佐、使的结构就杂乱了，又哪能取得疗效呢？

况且制药若不如法，药物也是没有功效的。如酸枣仁生熟功效不同（生用治失眠而偏于肝胆虚热，熟用治失眠而偏于脾虚血少）；当归头尾之功效亦异（当归头止血而当归尾活血），用酒炒者药力上行，用盐炒者药力下达；牛膝生用能破瘀去恶血，熟用则补肝肾；地黄生者性寒而能清热凉血，熟者性温而能滋阴补血；枇杷叶能清肺止咳，若叶上的毛未刷除干净则反而使人咳嗽；麦门冬能清热除烦，若不去其心则反而使人烦躁。药物的各种禁忌，难以尽述。又如治疗伤寒类疾病，以桂枝与柴胡等药用得最多，如果药物质量不佳则药方很难取得疗效，关系极为重大。

开设药店的商人，凡遇细料贵重之药品，购买时分别价钱高低，收藏非常珍重。至于一般价贱的药物，则不分好歹优劣。有的或许未及时采收，气味不全；或者已经过时才采收，枯槁而没有汁液。因其质粗价贱，贮藏并不留心，便随意收放。或则置于潮湿之地,听其霉烂;或则堆放于破屋之中,任其风吹;多经时日岁月,药性气味全无。诸如此类,服之疗效不佳,实在是因为药物太差,并非医生技术不好。俗话说:老医迷旧疾(老医生为久治不愈的旧病所迷惑),朽药误新方(朽坏的药物贻误医生新开处的良方)。这话确非虚语。我希望开药店的人有些良心,如存在上述各种弊病,当立刻加以改正,做到有则改之,无则加勉。至于购取药物者,尤其应到诚实规矩的药店中去购取,不可图省钱、贪便宜而耽误了疾病治疗。

〖专家点评〗

石成金在此指出,中医处方都是按照君、臣、佐、使的原则来组方用药的;处方固然要精,药材质量也要优良,加工炮制必须得法,收藏保管更要到位,服用这样的药物才会取得佳效。凡采购药物,一定要到诚信可靠的药店去购买优质药物,绝不可只图省钱贪便宜而购买劣质药物,否则延误治疗,最终吃亏的则是病人自己。

　　石氏强调要保证药物质量，这是非常正确的。非但药物是如此，就连保健品也应当是如此。近年来，保健品蜂胶备受广大中老年朋友的青睐，但蜂胶的优劣悬殊，借此机会拟谈谈如何选购优质蜂胶的问题。蜂胶是蜜蜂运用其从植物幼芽与树干上采集来的树脂，加上蜜蜂上颚的分泌物及蜂蜡、少量花粉等，所加工而成的一种具有芳香气味和黏性很大的天然混合物。此物原是用于涂抹蜂巢进行杀毒灭菌的，以便保护蜜蜂自身的安全与健康(蜜蜂群居而不得传染病，就因有蜂胶的保护)。只因蜂胶含有铅、汞等重金属和其他杂质，故人体不能直接利用。必须通过反复加工提炼，除去铅、汞等有害物质，才能制作成保健品。蜂胶的原材料要好，加工提炼要得法，才有可能制成优质的蜂胶产品。

　　有关研究表明，由于蜂胶含有丰富而独特的生物活性物质，因而具有抗菌、消炎、止痒、抗氧化、增强免疫、降糖、降脂、降血压、抗肿瘤等多种功能，对人体有着广泛的医疗保健作用。毫无疑问，此物有其良好的发展前景。

值得注意的是,市场上的蜂胶鱼龙混杂,良莠不齐,优劣各异,价钱亦相差悬殊。优质蜂胶所含营养成分和生物活性物质极其丰富,不含铅、汞等有害物质,价钱较高(甚至较昂贵),保健效果自然很好。劣质蜂胶含有益成分较少,而含铅、汞等有害物质较多,价钱虽便宜,但保健效果很差,而且还有毒副作用。假蜂胶则是用树皮熬胶,再加入一些工业黄酮类物质所制成,价钱很低,但吃了无益有害。要吃蜂胶就得吃优质蜂胶,劣质蜂胶和假蜂胶绝不可食,哪怕价钱再便宜也不能要。

国产蜂胶有好的,必须选择环境优良的产地和可靠厂家所生产的品种。进口蜂胶则以出产于亚马孙原始森林的巴西绿蜂胶为最佳。因产地无环境污染,且其蜂种和树种都很优良,故所产绿蜂胶质量最优。正宗的巴西绿蜂胶有巴西农业部颁发的注册证明、巴西原产地证书、巴西自由销售证书、巴西农牧检验局颁发的健康证书、中华人民共和国出入境检验检疫卫生证书等五大官方证书。巴西绿蜂胶虽然价钱较昂贵，但其保健功效亦十分突出。现今欧美各国与日本及我国竞相购买的就是巴西绿蜂胶。在此特别要提醒国人注意，现今国内市场假冒的巴西绿蜂胶亦不少，为了防止受骗上当，必须到有关部门指定的专卖店去购买，而且必须上述五大官方证书齐全才是真品，否则宁可购买国内所产质量可靠的优质蜂胶。

(五)延寿丹方

前面曾提到《石成金医书六种》，其中就有《延寿丹方》，竟是单独一方成书。

延寿丹方，原系明代书画家董其昌（1555-1636）所收藏的一个补养良方。经他长期服用后，竟至"须发白而复黑，精神衰而复旺。"他在当时能够获得享年81岁的高寿，与其久服此方是密不可分的。董其昌后将此方传授给弟子陈逊斋。陈逊斋在75岁时，由于饥饱劳逸失度，因而得了重病，几至危殆。于是他下定决心配制和服用此方。在坚持服用此方 1 年之后,不但病体得以康复,而且头发由全白转为全黑,胡须黑其半,以往走路靠人搀扶尚且气喘,而今身体健壮,精力旺盛。他在第二年重阳节与诸多亲友共同游览时,竟然独自健步如飞地首先登上了南京雨花台（为一高 100 多米、长 3 000 多米的山冈)。陈逊斋曾将延寿丹方刊印成册,广为发散。石成金于康熙年间从陈逊斋那里得到此方,于是重新整理刊印,并将其收入自己的著作之中。因原著文字较长,故不予选录,直接将该方解读如下:

帮您解读

陈逊斋先生说:延寿丹方,是云间(今上海市松江区)大宗伯(礼部尚书)董玄宰(即董其昌)先生所久服的药方。我那已经去世的兄长曾拜董先生为师,我也聆听了董先生的教诲。承蒙先生教我以书法,深知运用腕力写字的奥秘。历时久了才得到此方。董先生在耄耋之年服用此方,须发白而复黑,精神衰而复旺,确是一个却病延年的神妙仙方。

一般人往往没有恒心，一服药就要求立即见效。医药经典文献明确提出了"久服"二字，人们没有仔细觉察，怪罪药物无功效，错了。我辞官二十多年，家贫年老，专心研究中医学说。不断向名医请教，勤奋努力精进，废寝忘餐，也有二十多年，开始学习《黄帝内经》的医理，阴阳变化之说。我在壬子年(公元1672年)七十五岁时，因饥饱劳逸失度，得病几乎濒临危殆，因寻觅药物而将此丹方配制出来。从壬子年八月初一服起，至第二年即癸丑年重阳节那天，去攀登南京雨花台，我竟然比友人领先登上山顶，不再像往年那样要人搀扶，也不再气喘。内心感到很奇异，这才开始佩服这延寿丹方确有神效。我原来须发全白，现今头发变得全黑，而胡须也黑了一半。原来步履艰难，现今行走如飞。大凡许多亲戚朋友都想索求此方，我便发出既要自身长寿也要他人长寿的誓愿，因而将此方印刷出版，使之广为流传，使天下之人都能长寿。虽然说药物很有效，但必须将药力与道德修养互相结合起来，做到两者并行不悖,才能获得万全的效果。

现将延寿丹方的药品开列如下:

何首乌:个头大的有效。取赤色与白色两种,用黑豆汁浸泡一夜,用竹刀刮皮后切成薄片,晒干,又用黑豆汁浸泡一夜。第二天早晨装入柳木甑中,用桑柴火蒸三炷香的时间(约3小时),这样蒸九次,记清楚不可增减,晒干后备用。后面其他药物共用多少两,何首乌也就用多少量(即何首乌占总药量的一半)。此药能生精益血,使头发胡须变黑,久服能使人孕育孩子(可提高生殖能力),还能抵抗疾病和延年益寿。

菟丝子:先用水将空浮不实的淘汰出去,再用清水洗除泥沙五六次,取沉实者晒干。逐粒将杂质拣出去,取坚实像腰子形状而有丝的,用无灰酒(即不曾放入石灰而防酸变的酒)浸泡七天,这才放入甑内蒸七炷香(约合7小时)。待晒干后,另外用酒浸泡一夜,用甑蒸六炷香(约合6小时),晒干。这样蒸九次,记载清楚,晒干。磨成细粉1斤。此药能养肌强阴,补卫气,益筋脉,更能治阴茎寒冷,精液自动流出,尿有余沥不尽,腰膝酸软无力;又可填精益髓,和悦颜色,增进食欲;久服能增益气力,黑发乌须。

豨莶草:农历五六月间采叶,取河中长流水洗净晒干,用蜂蜜与无灰酒共同拌匀,第二天早上蒸三炷香。这样蒸九次,记载清楚,晒干,磨成细粉1斤。此药能驱除肝肾之风邪,治疗四肢麻痹,骨痿弱,膝部酸冷;又治口眼歪斜,免除半身不遂,安定五脏,生长毛发。唐代张咏在给皇帝进表(奏章)时说:豨莶草吃一百服,可使眼目清明,筋骨轻便健壮有力,千服之后须发全都变得乌黑,久服则能长生而不衰老。

嫩桑叶:农历四月采摘,杭州、湖州两地桑园中所采摘者入药,其他各地野外生长者不入药。取桑叶用河中长流水洗净晒干,按照炮制豨莶草的方法九次炮制,取细末八两。此药能治五劳(五种劳损病)和六极(六种极度虚损的病症),以及羸瘦、水肿与虚损等。经书上说:蚕吃桑叶能生丝织绵,人吃桑叶能生脂延年。

女贞子：每年冬至前后在乡村的园林之中，摘取形状像猪腰子而颜色很黑的，可入肾经。若长在坟墓上而结圆粒青色种子者，乃冬青子，不入药用。取女贞子装入布袋，挤去外层粗皮，用酒浸泡一夜，蒸三炷香，晒干，研取细末八两。此药能使须发变黑，强筋力，安五脏，补益中气，除去百病，蓄养精神。多服能补血去风，久服可抗衰而返老还童。

忍冬花：又名金银花，黑夜闭合而白昼开放，有阴阳调和之义。农历四五月处处生长，摘取本品阴干，按照加工豨莶草的方法九次炮制，晒干，研取细末四两。此药能强壮筋骨，滋生精血，消除腹胀，逐出尸注(肺痨病)，健身延年。

川杜仲：以皮厚者为是，除去粗皮，加入青盐与姜汁一起拌湿，炒为断丝八两。此药能补益精气，坚其筋骨，可治腿脚酸痛而不能踩地，色欲过度所致劳损，腰背痉挛疼痛强直等症，久服能轻便身躯而抗衰老。

雄牛膝：以怀庆府(今河南沁阳、修武一带)所产最佳。去其须根与芦，取其内根洗净，弯曲而不折断、粗壮而肥大者，称为雄牛膝；根细短而又硬又脆、弯曲而易折断者，称为母牛膝，不用。以酒将雄牛膝拌匀晒干，取用八两。此药可治寒湿痿痹，四肢拘挛，膝关节疼痛不可忍耐；又能治男子阳痿，老人尿失禁，亦可续绝益精，利阴填髓，并使须发变黑。以上杜仲、牛膝两药炮制好以后，不要研为细末。待何首乌八十四两，蒸过六次，不用黑豆汁拌，单独用杜仲、牛膝两种，同何首乌一起拌匀蒸三次，晒三次，以便满足九蒸之数。

怀庆生地：取形似钉头鼠尾，或原根未入水而盘曲成大枝者，有效。掐成细米粒状，晒干后研为细末四两。

以上从菟丝子到生地，共计七十二两，何首乌赤白二色共计七十二两，用四膏子(包括旱莲草熬膏一斤，金樱子熬膏一斤，黑芝麻熬膏一斤，桑椹子熬膏一斤)一同煎药末一百四十四两，放入药臼中捣数千槌后做成丸药。如四膏子不足,可增补白蜂蜜,捣至润泽方可为丸。

服食此药有加减法:阴虚之人,可加熟地黄一斤;阳虚之人,加附子四两;脾虚之人,加人参、黄芪各四两,去掉地黄;下元虚者,加虎骨一斤(现今禁止用虎骨,只能取代用品);麻木之人,加天麻、当归各八两;眼目昏暗者,加黄色甘菊花、枸杞子各四两;肥胖人多痰湿者,加半夏、陈皮各八两。总之此方其他各药加起来占一半,何首乌单独占一半,这就是必须灵活掌握的一个总的原则和方法。

⎰专家点评⎱

《延寿丹方》全书仅收载一个方子。此方共由9味药物组成,是经多人服食有效的养生良方。此方以何首乌为君药,其用量占全方的一半,其他8味药物菟丝子、豨莶草、嫩桑叶、女贞子、忍冬花(金银花)、川杜仲、雄牛膝、生地黄等则为臣药或佐使药,共同加起来也只占全方的一半。方中所用药物重量为斤、两、钱,古代1斤分为16两,每两分为10钱,每钱分为 10 分。1 斤为 500 克,1 两约合 30 克,1 钱约合 3 克,1 分约合 0.3 克。

延寿丹方的主要功效是:补肝肾,益精血,强筋骨,疗虚损;滋补强壮,明目聪耳,黑发乌须,补益性机能,抗衰却老,故有延年益寿的作用。总而言之,此方今后仍很值得全面深入地加以研究,也许具有较高的开发利用价值。

九　养生歌诀

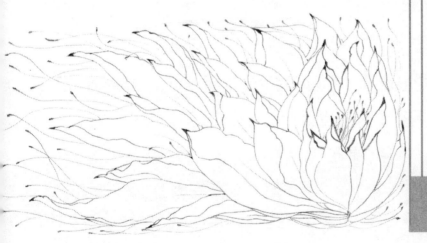

在《养生镜》里,收载了石成金大批的养生歌诀;在《长生秘诀》里,亦收载了石氏的部分养生歌诀。这些歌诀大多近乎白话,故不做解读。下面将对其原著加以选录,倘遇个别疑难字句,则随文用括号加以解说。

(一)十要歌

{名著选录}

1. 人要孝,人要孝,父母生我恩难报。三年乳哺苦劬劳(劳累),养得成人图有靠。听我歌,尽孝道,朝夕承欢休违拗,寒时检点与衣穿,饥来茶饭宜先到。檐前滴水不差移,你的儿孙都尽孝。

2. 人要悌(弟敬兄曰悌),人要悌,手足天伦非儿戏。兄爱弟敬两相亲,骨肉同胞难抛弃。听我歌,当爱悌 (言兄当爱弟而弟当敬兄),语三言四都莫计。同居妯娌(兄妻与弟妻的合称)要相安,免得大家丧和气。嫡派(古代一夫多妻,有妻有妾,妻所生子曰嫡子,妾所生子叫庶子,所谓派,实指庶子)同堂总一般(即对嫡子和庶子要同等看待),眼前生子又兄弟。

3. 人要严，人要严，有子须当教训先。养子不教父之过，爱他今日害他年。听我歌，早着鞭，莫问小过且姑怜，自小纵容不成器，大来拘束也枉然。士农工商执一业，免他流落在人间。

4. 人要忍，人要忍，闲是闲非休作准。些许小事没含容，弄得家贫身也损。听我歌，早自醒，告状争强没要紧，花钱惹气误营生，受怕担惊睡不稳。以后追思悔不来，只为以前不肯忍。

5. 人要勤，人要勤，男耕女织各经心。耕得田禾吃饱饭，织得布帛着衣衾。听我歌，该认真，迟眠早起学成人，游手好闲流下贱，为非作歹受官刑。古云坐吃山空了，要望成家只在勤。

6. 人要俭，人要俭，淡饭粗衣安贫贱。酒肉朋友哪个亲，手里无钱人都厌。听我歌，存主见，挣来都从血汗炼（言挣钱要靠艰辛的劳动）。有钱常想没钱难，没钱而今何处变。不许花费是便宜，若要身安要省俭。

7.人要谦,人要谦,从来自大必生嫌。惹祸皆因好多事,扛帮豪横(指拉帮结派而横行霸道)牵与连。听我歌,莫生偏,见人礼貌笑颜添。奸盗邪淫行不得,若还狂妄定招愆。亲朋个个都欢喜,乡党恂恂(指谦恭谨慎地对待邻里乡亲)一味谦。

8.人要让,人要让,你来我往都钦尚。坏人厚交吃他亏,有益好人当学样。听我歌,莫轻忘,就少推多才为上。放开一步天地宽,何必锱铢尽较量。任他算计有千般,我不想学有一让。

9.人要愚,人要愚,推聋装哑假痴迂。聪明多被聪明累,巧者常为拙者驱。听我歌,好自知,每日憨憨怀展舒。任他乖巧天难拘,枉自煎熬事转虚。我只随缘不妄想,无涯快乐总归愚。

10.人要笑,人要笑,笑笑就能开怀抱,笑笑疾病渐消除,笑笑衰老成年少。听我歌,当知窍,极好光阴莫丢掉。堪笑痴人梦未醒,劳苦枉作千年调(言长期为名利而劳苦奔波不休者实在失去了人生意义)。从今快活似神仙,哈哈嘻嘻只是笑。(《养生镜》)

{专家点评}

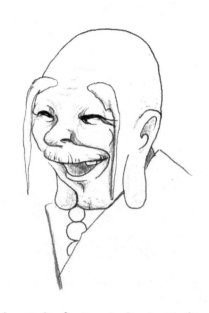

这首《十要歌》，讲了为人处世的十个要点，即孝、悌、严、忍、勤、俭、谦、让、愚、笑等十个方面，也是讲究养生保健者切不可忽视的。所谓孝，是说要孝敬父母，孝敬家中的长辈和老人。全家都讲孝道，就会形成良好的家庭教育传统，身教重于言教，势必出现良性循环，所谓"檐前滴水不差移，你的儿孙都尽孝"，讲的就是这个意思。所谓悌，本意为敬爱兄长，引申为顺从长上之义。弟弟固然要尊敬兄长，兄长也要友爱弟弟，兄弟之间应注重手足之情，做到和睦友好相处。

所谓严，是说对子女必须进行严格的家庭教育，既不可溺爱，又不可放任自流，尤其在思想品德教育方面，更是丝毫也不能放松。凡属很早就能成才的人，无不与年幼时受到的良好家庭教育密切相关;许多青少年犯罪分子之所以堕落,大多因自幼缺乏应有的家庭教育所致。倘若对孩子一味溺爱,则名曰爱之,其实害之,正如歌中所说:"爱他今日害他年。"

所谓忍,是说遇有不如意之事要能容忍和忍耐,小不忍则乱大谋,有可能造成无法挽回的人生败局,如歌中所说:"弄得家贫身也损。"常言说得好,忍得一时之气,可免百日之忧。倘若能够忍耐,则可及时消除或避开许多风险和烦恼,既有利于身心健康,又有利于事业的成功。

所谓勤,是说为人要勤奋,不可懒惰。唯有通过勤快劳动才能维持饱食暖衣的正常生活。俗话说:力气钱,万万年。凡勤劳致富者则能长期生活安定。正如歌中所说"要望成家只在勤""游手好闲流下贱"。懒惰则"坐吃山空",无法养活自己。据媒体报道,湖北省十堰市大学生王小林1995年大学毕业,参加工作后,却因一点小小的不满就辞去工作,宅居在家,不工作,不劳动,甚至为此还打伤全心抚养其读书长大的母亲。十几年来，王小林果然流落成"下贱"，只靠偷点村民的蔬菜或弄点方便面度日，直至2012年3月被人发现饿死在家中的床上。这就是好逸恶劳和懒惰所造成的悲惨结局。

所谓俭，是说生活要节俭，不可铺张浪费。"有钱常想没钱难"，即使家有余财，也不可胡花，不可忘记无钱可花的艰苦日子。应当懂得"若要身安要省俭"的道理。

所谓谦，是说为人要谦虚谨慎，不可骄横傲慢。若能做到"见人礼貌笑颜添"，人际关系自然和谐融洽；与之相反，"从来自大必生嫌""若还狂妄定招愆"。

所谓让，是说在分财得利之时，自愿退让一步，做到"就少推多"，即自己宁可少得利而让他人多得利。如此薄己厚人，则可收到"放开一步天地宽"的良效。

所谓人要愚，是说为人不要自作聪明，锋芒毕露，而应当为人憨厚，要做到大智若愚，大巧若拙，愚拙自守。正如歌词所说"聪明多被聪明累""无涯快乐自归愚"。

《十要歌》的最后一首为"人要笑",这段歌词经常被人反复引用。特别是其中的"笑笑就能开怀抱,笑笑疾病渐消除,笑笑衰老成年少"等数句,已经成了十分精辟的养生格言,可以视之为座右铭。笑是良好心态的反映,经常开怀大笑能显著提高人体的免疫功能,增强防病抗病的能力,并可有效地延缓衰老,非常有利于健身长寿。经常欢笑更是养生良药,正如俄国著名生理学家巴甫洛夫所说:"药物中最好的就是愉快和欢笑。"

据最新报道,一位日本遗传学家发现笑能激活人体的休眠基因,可激活DNA的潜在能量,从而达到治愈疾病的目的。笑学奠基人之一,美国斯坦福大学教授威廉通过亲身实验发现,笑可提高某些免疫系统细胞的活性,使之能杀伤传染性致病菌。有的研究又发现,笑能增加免疫细胞数量,使之发挥镇痛、抗病、抗癌的功能。英国牛津大学一项研究发现,15分钟的笑声可使耐受疼痛的程度增强10%。再如《心理科学》杂志发布的一项研究成果显示,笑得越开怀、越灿烂爽朗的人,活得越长久,比平时毫无表情的人平均寿命多活7年。有鉴于此,人们不妨经常读读石成金的这首《十要歌》,定可从中得到不少有益的启示。

(二)醒迷歌

名著选录

1. 心心心,披毛作佛此中分(言披毛的禽兽与成佛之人的区分就在于有无良心)。庶民去,君子存,只此几微成善恶,远在儿孙近在身。

2. 身身身,好吃好穿错做人。将假合,认成真,不务回光寻本体,痴痴何用苦贪嗔。

3. 富富富,幸入宝山休虚负。开礼门,定义路,积而能散去复来,放利而行徒怨恶。

4. 贵贵贵,患所以立不患位(就怕自己缺乏德才而不怕自己没有官位)。半世官,百世罪,眼前赤子(指老百姓)任君(官)行,头上青天真可畏。

5. 闲闲闲,柴门虽设昼常关,寻欢乐,惮许烦,世事忙来催白发,几人休去伴青山。

6. 忙忙忙,心慌恰似失林獐。都前定,枉仓皇,等到白头将歇足,病魔缠身转眼亡。

7. 忍忍忍,怒火须将忍水喷。刚易折,柔长存,早知泡影须臾事,悔把恩仇抵死分。

8. 争争争,争财争命命都轻。几人醒,几时平,握筹算就千年计,属纩(人临死前用棉花置于鼻孔边试探有无呼吸曰属纩)唯留一叹声。

9. 拙拙拙,貌似痴呆口更讷(不善言辞),不谋求,不侵夺,一听造物来安排,偷得浮生转快活。

10. 奸奸奸,对面如隔几重山。说鬼话,弄机关,尽着眼前施狡猾,拼升六道苦填还。(佛家有六道之说,所谓有六道,指天道、人道、阿修罗道、地狱道、饿鬼道、畜生道。认为人将根据各自所作所为的善恶情况,在六道之中升降浮沉,实属因果报应之说。)

11. 明明明,奸刁乖巧不可行。善有益,恶难成,君子乐得为君子,小人枉做为小人。

12. 痴痴痴,用尽机关已觉迟。空计算,枉奔驰,可怜三万六千日,不放身心静片时。

13. 福福福,没病没愁常享福。无灾殃,有素粥,比上不足下有余,多少饥寒嗟半菽。(言饥寒者嗟叹自己连半粒豆子也弄不到手。)

14. 祸祸祸,世事如棋一般过。看得破,便无祸,只说天网甚恢恢(言天布的罗网宏大无边,常用来比喻国法的权力极大),你看到头饶哪个。

15. 嫖嫖嫖,香腮粉面小蛮腰。卖花剑,献笑刀,燃肌剪发甘情死(指妓女在肌肤上烙下印记,又剪头发相赠,山盟海誓表示爱情至死不渝),哄煞痴郎没下梢(言痴郎被妓女哄骗而不会有好结局)。

16. 赌赌赌,此病人生第一苦。寻贫穷,招欺侮,身家两败骨肉伤,良朋远弃羞为伍。

17. 休休休,红尘看破即丹丘(神话中的神仙之地曰丹丘)。除妄想,务真修,守己安分不务外,无多岁月莫闲愁。

18. 真真真,欺人欺己即欺神。诚即仁,信是根,无学世俗多恶薄,唯尽我心便是真。(《养生镜》)

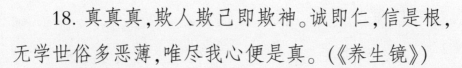

〖专家点评〗

这首《醒迷歌》由 18 个小节组成,可说涉及做人处世的方方面面,对加强思想品德修养和调养身心均有帮助。第 1 节言为人当居心良善,若坚持作恶则与禽兽无异。第 2 节言为人不能只图好吃好穿,应务实做事。第 3 节言为富要仁,要能行善散财,不能以重利盘剥人。第 4 节言为官要重德行,要清廉,不能祸害老百姓。第 7 节言遇事要忍耐,"怒火须将忍水喷",避免因暴怒致害而后悔不已。第 10 节言奸诈狡猾者干尽坏事,最终必定自食其苦果。第 13 节言没病没愁就是福气。第 14 节言为人坚持不做违法犯罪之事,可保平安无祸。第 15 节言嫖娼宿妓之害。第 16 节谈赌博为害无穷,劝人戒嫖戒赌。第 17 节劝人安分守己,除去一切妄想,并说"红尘看破即丹丘",认为讲究修炼德行即可到达神仙境界。第 18 节强调为人当以诚信为本,不能有任何欺假,唯有诚信才能立于不败之地。凡善于处世做人者,始终立于不败之地,且人际关系和谐,这样既有利于身心健康,又有利于延年益寿。

(三)自在歌

名著选录

自在自在真自在,自在二字谁不爱?
士农工商本分人,各宜辛勤莫懈怠。
若是游手只好闲,自然饥寒家业败。
量留工夫享自在,这等自在才不碍。
不巴高,不学坏,不欠官粮不欠债。
他人驴马我不骑,他人妻女我不爱。
他人骄傲我不较,他人奢华我不赛。
贪痴嫉妒尽消除,落得心中常自在。
你怪我,我不怪,你辱我,我忍耐。
且来唱我快活歌,这个自在真自在。

(《养生镜》)

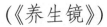

专家点评

此歌通俗易懂,近乎白话。大意为劝告士农工商各界人士,要各安本业,尽力而为,敬业乐业。要遵纪守法,讲究道德修养;坚持辛勤劳动,不游手好闲;生活俭朴,严禁奢华;不嫖赌逍遥,不欠税收和债务,不为非作歹;不骄傲,不嫉妒,遇事忍让,豁达大度,有容人之雅量。这样一来,生活就能过得安然自在,也必定有利于健康长寿。

(四)却病歌

〖名著选录〗

人或生来气血弱,不会快活疾病作。病一作,心要乐,心一乐,病都却。心病还将心药医,心不快活空服药,且来唱我快活歌,便是长生不老药。(《养生镜》)

〖专家点评〗

石成金的这首《却病歌》文字虽短,社会影响却很大,这是由于经常被人反复引用之故。此歌十分明确地指出了这样三点:其一,"不会快活疾病作",认为心中郁闷不乐是重要的致病因素,此说非常正确,在诸多致病因素中,以不良心理因素所占比例为最大。其二，"病一作，心要乐，心一乐，病都却，心不快活空服药。"这就表明，只有心情愉悦才有利于疾病的防治和康复，若心情抑郁则百药不灵。其三，"且来唱我快活歌，便是长生不老药。"进而表明，只有达观处世，快快乐乐地对待一切，才真正有利于延年益寿。

《黄帝内经素问》早就指出："精神内守，病安从来？""精神内伤，身必败亡。"说明心态良好就不易生病，若精神沮丧则不但容易招病，而且还会使人夭折短命。胡夫兰德在其所撰《人生延寿法》中也曾写道："在一切对人不利的影响中，能使人短命夭折的要算是不好的精神和恶劣的环境，如忧虑、颓丧、惧怕、贪求、怯懦等。"与之相反，愉悦的心情确实可以胜过良药。正如马克思所说："一种美好的心情，比十服良药更能解除生理上的疲惫和痛苦。"

下面聊举一例作为印证。出生于 1906 年 1 月 13 日的著名老学者周有光，现今已经年满 108 岁了。他于 20 世纪 50 年代参与制订了我国汉语拼音方案,提出了口语化、音素化、拉丁化的原则,有"中国汉语拼音第一人"之称。他对语言学和经济学均很有研究,是一位有多方面成就的老学者。他虽年寿远超百岁,但除了耳朵有点背以外,却始终思维清晰、活跃,至今仍每天坚持读书,每月在报纸上发表一篇文章,不久之前还出版了他的新书《朝闻道集》。周老年轻时患过肺结核,后来又得过抑郁症和失眠症,算命先生预言他只能活35岁,结果却成了著名的老寿星。那么周老究竟有何长寿之道呢?

根据周老自己的概述,他之所以能够成为坐享高寿而自称"被上帝遗忘的人",主要有以下几点:一是从不吸烟,严格限酒,只饮少量啤酒。二是饮食清淡有节,不食肥甘油腻,只适量吃青菜、豆腐、鸡蛋、牛奶之类,从不多食。三是起居作息有规律,按时寝卧起床,绝对不开夜车。四是讲究清洁卫生。五是处世乐观,精神愉悦,从坏事情里也能看到好事情。这五条都很重要,尤以第五条最为重要。

在20世纪六七十年代的"文革"时期,周老曾被下放到农村劳动,精神压力大,物质生活差,虽说吃尽了苦头,他却竭尽全力去干活。结果通过艰苦的体力劳动,竟然治愈了久治无效的失眠症。这就叫做苦中有乐。周老认为,人一辈子不可能顺顺当当,总有起伏、挫折,只有注意调节好自己情绪,不让不良情绪伤害身体,才能确保健康。2002 年 8 月,与他相濡以沫共守一生、92 岁的爱妻张允和不幸病逝,留下他一个人。当时确实伤心欲绝,无时不处在悲痛抑郁之中;但过了一段时间之后,他下定决心调整心态,随之便恢复了正常情绪。他认为,人死了不可能复生,再悲伤也无济于事。活着的人倘能做到好好地活着,那就是对死者最好的安慰和纪念。

周老在物质生活方面要求不高,是一位知足常乐者。他至今依旧住在几十年前的老房间里,面积不大,设施又差,家具亦很陈旧,他却感到很满足,总能自得其乐。唐代诗人刘禹锡曾写过一篇《陋室铭》,突出了一个"德"字;周老仿照该文撰写了一篇

《新陋室铭》，更是突出了一个"乐"字。现将周老新文抄录如下以飨读者。

山不在高，只要有葱郁的树林。水不在深，只要有洄游的鱼群。这是陋室，只要我唯物主义地快乐自寻。房间阴暗，更显得窗子明亮。书桌不平，更怪我伏案太勤。门槛破烂，偏多不速之客。地板跳舞(指地板破旧松动)，欢迎老友来临。卧室就是厨房，饮食方便。书橱兼作菜橱，菜有书香。喜听邻居收音机送来音乐，爱看素不相识的朋友寄来文章。使尽吃奶力气，挤上电车，借此锻炼筋骨。为打公用电话，出门半里，顺便散步观光。仰望云天，宇宙是我的屋顶。遨游郊外，田野是我的花房。

建议广大的中老年朋友，认真读读周老的这篇《新陋室铭》，也许能从中得到某种有益的启示，甚或生出许多新的乐趣来。

(五)莫恼歌

{名著选录}

莫要恼，莫要恼，烦恼之人容易老。世间万事怎能全,可叹痴人愁不了。任你富贵与王侯,年年处处埋荒草。放着快活不会享,何苦自己寻烦恼。

莫要恼,莫要恼,明日阴晴尚难保。双亲膝下俱承欢,一家大小都和好。粗布衣,菜饭饱,这个快活哪里讨。富贵荣华眼前花,何苦自己讨烦恼。(《养生镜》)

{专家点评}

"恼"与愤怒及忧愁苦闷是联系在一起的,是一种负面情绪,对人体健康非常有害。故此歌中说"烦恼之人容易老"。为了抗衰延年,人们应当追求轻松愉快,而不要过分追求完美,不要羡慕他人如何荣华富贵,那也许只是昙花一现而已。只要能够做到"双亲膝下俱承欢,一家大小都和好",衣食无忧,生活安定,无精神负担,这就是人生最大的快乐。切忌"放着快活不会享",又"何苦自己寻烦恼"呢?

(六)莫愁歌

{名著选录}

莫要愁,莫要愁,前生定数岂无由?贫穷枉抱贫穷恨,富贵空劳富贵忧。无定鸟,不系舟,识破任优游。

莫要愁,莫要愁,荣枯得失尽前修。胸藏明镜谋偏暗,舌具青莲语转羞(言虽有唐代大诗人青莲居士李白那样的口才,却说出令人感到羞耻的话来)。楚王泣(指楚怀王听信张仪之言入秦被扣留而悔恨不已之事),班笔投(指东汉班超投笔从戎的故事),时至自难留。(《养生镜》)

专家点评

此歌劝人不要忧愁,即使遇到患难之事,届时或许有转机,当以一切顺其自然为好。但歌中也宣扬了"前生定数岂无由""荣枯得失尽前修"等宿命的观点。

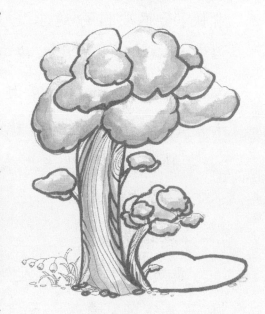

在此应当指出,一个人要想驱除长时间的忧愁抑郁情绪,最好能注意以下几点:一是经常参加各项体育运动。美国精神病专家说:"活动是最好

的良药"。活动时大脑左半球逐渐被抑制,而右半球则不断活跃,愉快区恰好位于右半球,故多参加体育活动能增加愉快感。二是多做有利于他人的好事,常以助人为乐。他人的称赞和感谢能使自己得到最大的精神安慰与快乐。三是经常参加唱歌、音乐演奏或其他文娱活动,可使心情愉悦。

(七)乐志歌

╳名著选录╳

世人多有志,唯我听自然。

我也不思量去为王为霸,

我也不思量去成佛成仙;

我也不思量黄金白米仓箱满,

我也不思量家舍田园阡陌连。

但只愿草铺一觉眠,

但只愿布衣常护体,

但只愿茅屋不穿天。

有时候薄酒饮几杯,

有时候好书读几遍;

有时候散步明月下,

有时候高歌好花前。

随时皆谷旦(好日子),到处是桃源;

无荣又无辱,快活似神仙。

如此足矣,更何望焉。(《养生镜》)

专家点评

石成金在此歌中表明,他不想追求升官发财,也不愿成佛成仙,只踏踏实实地做人,但愿过一种自给自足的田园生活。日子过得悠闲自在,有滋有味,舒心惬意,便有"随时皆谷旦(每天都是吉日良辰),到处是桃(花)源"的体验,更有"快活似神仙"之感。只有这样,才算真正做到了"知足常乐"。

(八)学拙歌

名著选录

世人笑我拙,谁知拙为贵。

口拙无是非,事拙无冤对。

饭菜充我饥,不想珍馐味;

布衣暖我身,不想绫绸被。

手拙不挥拳,时常笼袖内;

脚拙不妄行,邪径早回避。

须择君子交,不入奸狡队。

心中有主张,外面推聋聩。

不管短与长,不动忿与恚。

呵呵笑几声,嘻嘻吃一醉。

日间安稳坐,夜里安稳睡。

行止依天良,俯仰都不愧。

我这守拙法,人人该学会。(《养生镜》)

专家点评

此歌提倡愚拙自守。这里所说的"拙",并非真正的愚蠢笨拙,而是如同老子所说的"大巧若拙"。关键是生活俭朴,不求奢华;不妄言,不逞能,不露才扬己,不傲视他人;谦虚谨慎,笑口常开,不动愤怒;严格择友,不与坏人为伍;凭良心办事,不胡作非为,言行举止都很端正,始终立于不败之地。这样的学拙法,的确值得大家效法。

(九)养心歌

{名著选录}

养我心,静我性,静养心性常安定。

养心寡欲是良方,孟子之言真足训。

莫将嗜欲累心思,富贵功名皆幻境。

知幻境,即知命,行止快乐无偏病。(《养生镜》)

{专家点评}

此歌实为对孟子"养心寡欲"之说的发挥和肯定。《孟子·尽心章下》:"孟子曰:养心莫善于寡欲。其为人也寡欲,虽有不存焉者,寡矣;其为人也多欲,虽有存焉者,寡矣。"所谓欲,不单是指声色之欲,更包括名利之欲在内。孟子的意思是说,寡欲之人虽然也有早死的,但是为数很少;多欲之人虽然也有长寿的,同样为数极少。这就表明,清心寡欲有利于健康长寿,而嗜欲太多只能摧残身体,使人夭折短命。石氏此歌进而指出:"莫将嗜欲累心思,富贵功名皆幻境。"所谓幻境,系指追逐名利地位,只不过是枉费心机的虚幻妄想而已；人们却为此不断奔波而劳身伤财损体，最终招致重病早死，其危害则是实实在在的。石氏因而在歌的末尾总结说："知幻境，即知命，行止快乐无偏病。"认为只有及时抛弃一切名利嗜欲，才能真正做到快快乐乐地过日子。

(十)乐学歌

名著选录

人心本是乐，自将私欲缚。

私欲一萌时，良知还自觉；

一觉便消除，人心依旧乐。

乐是乐此学，学是学此乐；

不乐不是学，不学不是乐。

於乎(呜呼)！天下之乐，何如此学？

天下之学，何如此乐？(《养生镜》)

专家点评

石成金认为，私欲太多，则使人不快乐。应当通过学习来消除私欲，自然可以恢复快乐。去私欲乃学习的主要内容，而学习本身就是最大的快乐。并且指出,不去私欲则不可能真学,而离开了学习去求乐,就不可能得到真正的快乐。

(十一)知福歌

﹛名著选录﹜

小小房,低低屋,粗粗衣,稀稀粥;

命该咬菜根,莫想多食肉。

唯适意,怕甚的鬓斑斑;

且开怀,为甚的眉蹙蹙。

看上虽不如,比下当知足。

日食三餐,夜眠一宿;

随意家常,平安是福。

也不求荣,也不招辱;

待时守分,知机寡欲。

有大才必有大用,有余德必有余禄。

善存心,不欺不惑;

时时刻净灵台(心灵),莫教秽污来凌触。

算什么命,问什么卜;

欺人是祸,饶人是福。

若依斯言,神钦鬼服。(《养生镜》)

{专家点评}

石成金认为,生活享受要同不如自己的人比,"看上虽不如,比下当知足。"不要人在福中不知福,唯求开怀适意而已。清心寡欲,不慕荣利,生活俭朴,淡泊自守。不欺不惑,不招污辱;要懂得"欺人是祸,饶人是福"的人生哲理。谦虚谨慎,薄己厚人,日子过得平平安安,自由自在,便是人生最大的幸福。居心良善,灵魂纯净,"有大才必有大用,有余德必有余禄",此论十分可取。至于"命该咬菜根,莫想多食肉"之说,则属"宿命论"观点,殊不可信。

(十二)卫生必读歌

在《长生秘诀》里,收有石成金所整理的《卫生必读歌》一首,文字较长。前有小序,特解读如下:

{帮您解读}

孙真人即唐代名医孙思邈,陶真人即梁代医药学家陶弘景,他们两人都曾撰有卫生歌(即《孙真人卫生歌》和《陶真人卫生歌》),都是传世已久的脍炙人口之作。我不揣愚昧,将孙、陶两家加以合并,不完备者增补之,虚言荒诞之词则予以删改,语句意思不完整的,略加评论注释使之明白。大约增加了文字一大半,分为七则,语句押韵便于阅读,无论贤愚都能读懂。从今以后,世人都可借以却病除夭,一齐登上长寿的境域,这就是我的愿望。虽然如此,长寿最为切要的,唯有以德善为主,调养为辅以助之。假若专门依靠调摄,这就叫作不知其本源,鬼神必定在暗中使用魔法来加以绝灭了。可信啊,歌词中有两句说"长生不老是如何,胸内宽平积善多",这话乃是卫生歌的要旨啊!

《卫生必读歌》共分七个部分,下面按其先后次序选录如下:

{名著选录}

心思第一

天地之间人为贵,头像天兮足像地。

父母遗体(遗传的身体)宜保之,箕畴五福寿为最。

欲求长生先戒性，火不出兮神自定，

木还去火不成灰，人能戒性还延命。

世人要识卫生道，喜笑常多烦恼少，

对景不乐无事忧，此种地狱自寻讨。

恩爱牵缠不自由，利名萦绊几时休，

放宽些子自家福，免致中年早白头。

思虑之害甚酒色，穷思极虑精神失。

肾水渐枯心火炎，百病侵身寿难得。

他骑骏马我骑驴，仔细思量我不如；

回头看见推车汉，上不足兮下有余。

会享快活乐目下，会享快活除牵挂，

会享快活气象和，会享快活度量大。

莫言婚嫁宜该早，婚嫁之后事不少；

莫言僧道出家好，出家心思转不了。

唯有世间知足人，终日憨憨直到老。

过去未来事短长，心中不必过思量；

但要不会留烦恼，便是延年不老方。(《长生秘

诀》)

⧙专家点评⧘

《卫生必读歌》共分七则,这是第一则。总的来说,文字较为通俗易懂,但也有少数典故有待解说。大意是说,天地之间以人的生命最宝贵,父母遗传给自己的身体要好好保护,在《尚书·洪范》所论人的五福之中,寿命是摆在第一位的(其他四福为富、康宁、攸好德、考终命)。接着围绕着健身长寿谈思想修养,诸如"戒性""喜笑常多烦恼少",摆脱名利羁绊,不与人攀比,节制思虑,处世悠闲乐观等。为了保证心情快活,必须力求做到"会享快活乐目下,会享快活除牵挂,会享快活气象和,会享快活度量大。"心情快活即长寿良方,正如本则最后两句所说:"但要不会留烦恼,便是延年不老方。"

⧙名著选录⧘

色欲第二

年少精强力壮时,岂可孤阳独自宿!

但要节制惜精神,不宜肆纵无断续。

唯有年高气血衰,积精固肾才为福;

犹如老树倚虚崖,最怕风雨相摇触。

色中禁戒又须知,醉饱行房脏反覆;

大寒大暑大风雨,雷电入房俱寿促;

恼怒忧愁疾病中,切勿交欢犯色欲。

春方暖药火烧焚,不服之时免涂毒。(《长生秘诀》)

{专家点评}

以上用诗歌体的形式对各种房事禁忌作了概括,尤其反对滥服春药行房。可与本书前面所述"房事有节"部分互相对照参阅。

{名著选录}

饮食第三

何必餐霞饵大药,妄意延龄等龟鹤;

但于饮食嗜欲间,去其甚者即安乐。

脾胃之气要冲和,胃司纳受脾司磨;

饥饱寒温一失节,损伤元气病难瘥。

太饱伤脾饥伤胃,大渴伤血多伤气;

饥餐渴饮莫太过,免致膨脖损心肺。

醉后强饮饱强食,未有此身不生疾。

暮餐不如晨餐好,宁可少餐相接续;

若教一饱顿充肠,损气损脾非是福。

食宜细嚼复细咽,精味散脾花色献;

若是粗快成糟粕,徒填肠胃为大便。

食后徐行百步多,手摩脐腹食消磨;

醉眠饱卧俱招损,智者能调五脏和。

饮酒可以陶性情,大饮过多防有病。

肺为华盖倘受伤,咳嗽劳神能损命;

饮酒切莫饮大醉,大醉伤神损心肺。

酒渴饮水并吃茶,腰脚自此成重坠。

生冷黏腻筋韧物,自死禽兽俱莫食。

腌藏酢酱不相和,不戒偏招脾胃疾。

牛为世间最苦畜,劳力养人极大功;

无思报答反食之,天地鬼神俱不容。

炙煿之物须冷吃,不然损齿伤血脉。

晚食常宜申酉前,向夜须防滞胸膈。

养体须当节五辛,五辛不节善伤身;

莫教引动虚阳发,精竭荣枯疾病侵。(《长生秘诀》)

{专家点评}

本书前面有"合理饮食"部,专论饮食的宜忌和各种注意事项;此处则用诗歌体的形式对上述内容做了高度概括,更加易于诵读。两者可以互相对照参阅。

{名著选录}

调摄第四

春寒莫教棉衣薄,夏月汗多须换着;

秋冬身冷渐加添,莫待病生徒服药。

唯有夏月难调理,内有伏阴忌冰水;

瓜桃生冷宜少贪,免到秋来成疟痢。

此时心旺肾家衰,养肾固精当节制;

常令肾实不空虚,日食须当去油腻。

卧处尤宜绵密间,宴居静虑和心意,

沐浴盥漱宜暖汤,卧冷眠凉俱莫喜。

暑天腹中多冷滑,饮食稍凉休哺啜。

身体有汗莫当风,远走来家衣勿脱。

伏阳在内三冬月,大汗大暖阳气泄。

阴雾空心莫远行,寒冷房欲尤宜绝。(《长生秘诀》)

⊰专家点评⊱

本书前面所论"起居有常"对春夏秋冬四季调摄多有论述,上段文字也是对四时调摄的概括。两者可互相对照参阅。

⊰名著选录⊱

起居第五

卫生切要知三戒,大怒大欲并大醉;

三者若还有一焉,须防损失真元气。

贪欲无穷忘却精,用心不已走元神

多言散尽中和气,更复何能保此身。

视听行藏若是久,五劳七伤从此有;

四肢亦欲常小劳,譬如户枢终无朽。

卧不厌缩觉贵舒,饱时沐浴(按:饱食后不宜马上沐浴)晚时梳,梳多浴少益心目,默寝暗眠神晏如。

坐卧防风入脑后,脑内入风人不寿,

更兼醉饱卧风中,风留五内成灾咎。

不论在家与在外,若遇迅雷风雨大,

急需端肃敬天威,静坐焚香宜少避。(《长生秘诀》)

专家点评

本书前面所论"起居有常",对每日调摄和每夜调摄等有专门论述,且较为详细具体。此一部分可与之互相对照参阅。

名著选录

修摄第六

神宜凝慧气宜炼,齿宜频叩津宜咽。

子欲不死修昆仑,两手揩摩常在面。

摆颈摇肩并挽弓,托上反拳各数遍。

早晚闲暇着意行,延年却病除拘倦。(《长生秘诀》)

{专家点评}

道家称人的头脑为昆仑,认为要想长寿就得经常活动头脑,必须讲究呼吸吐纳,高度重视操练气功导引,倘能长期坚持这样做,自然有利于"延年却病"。

{名著选录}

醒悟第七

昨日今朝事不同,光阴过隙若秋风;

何须奸谋何须恶,命里无时总是空。

顶天立地非容易,饱食暖衣宁不愧!

思量无以报洪恩,积善行仁敬天地。

汝欲延生须放生,这是循环真道理。

宁知生灵痛刀砧,畏怖情形难譬比;

他若死时你救他,你若死时天救你。

延生生子别无方,戒杀放生而已矣。

长生不老是如何? 胸内宽平积善多;

惜福惜身兼惜气,请君熟体卫生歌。(《长生秘诀》)

{专家点评}

这是《卫生必读歌》的最后一段,表明此歌的主旨是劝人觉醒。认为要想求得养生长寿,最重要的是必须注意两条:一是戒杀生;二是行善积德。歌中提倡"戒杀放生",固然隐含因果报应观念,但总的来说,对于维护生态平衡来说很有积极意义,应当予以肯定。至于行善积德,则是维护心理健康最为重要而有效的措施,更加不可忽视。尤其是歌的末尾总结说:"长生不老是如何?胸内宽平积善多。"可说对摄生颐养的真谛和要诀作了高度概括,应当视之为养生的座右铭,并要永远牢记。